中等职业教育老年人服务与管理专业精品系列教材

老年人照护实用辅助疗法

主编　郭延峰　赵　娟

副主编　裘　云　蔡欺在　姚子弘　许乔玮

科 学 出 版 社

北 京

内 容 简 介

本书结合中等职业学校教学特点，密切结合养老服务实际需求，将目前较为成熟的老年人照护实用辅助疗法设计为园艺疗法、音乐疗法、芳香疗法、绘画疗法和其他辅助疗法五大项目。每个项目以不同的具体情境任务为引领，将通俗易懂的辅助疗法原理和简单易行的疗愈活动实施方法贯穿其中。每个项目下设置具体任务，每个任务由任务目标、任务描述、相关知识、任务实施、任务评价、延展阅读等部分构成。

本书既可作为中等职业教育老年人服务与管理专业的教材，也可作为广大老年人服务行业工作者及各类社会管理人员的参考书。

图书在版编目（CIP）数据

老年人照护实用辅助疗法/郭延峰，赵娟主编. —北京：科学出版社，2021.6
（中等职业教育老年人服务与管理专业精品系列教材）
ISBN 978-7-03-067567-5

Ⅰ. ①老… Ⅱ. ①郭… ②赵… Ⅲ. ①老年人-护理学-中等专业学校-教材 Ⅳ. ①R473.59

中国版本图书馆 CIP 数据核字（2020）第 269404 号

责任编辑：王鹤楠 都 岚／责任校对：赵丽杰
责任印制：吕春珉／封面设计：东方人华平面设计部

科 学 出 版 社 出版
北京东黄城根北街 16 号
邮政编码：100717
http://www.sciencep.com

三河市骏杰印刷有限公司印刷
科学出版社发行 各地新华书店经销
*
2021 年 6 月第 一 版 开本：787×1092 1/16
2021 年 6 月第一次印刷 印张：12 1/2
字数：293 000
定价：59.00 元

（如有印装质量问题，我社负责调换〈骏杰〉）
销售部电话 010-62136230 编辑部电话 010-62135397-2041

中等职业教育老年人服务与管理专业精品系列教材
编委会

主任委员

郭延峰　　北京市劲松职业高中校长

贾建军　　北京市劲松职业高中党总支书记

杨根来　　北京社会管理职业学院老年福祉学院首任院长

副主任委员

石　静　　北京市养老服务职业技能培训学校校长

李　想　　北京中海地产有限公司"锦年康养（北京）"院长

委员（按姓氏笔画排序）

王为民　王洪兴　杨　辉　张晶京　范春玥　赵　琦　姚　蕾

郭宏亮　盛永霞　寇志军　蒋冰清　黎　军　魏春龙

总　序

人口老龄化应对是我国现阶段及未来很长一段时间的重点民生工程。党中央、国务院高度重视养老服务事业发展和养老人才培养工作。党的十九大报告中提出"积极应对人口老龄化，构建养老、孝老、敬老政策体系和社会环境"。不断提速的老龄化进程，向职业教育提出了高质量养老服务人才培养的迫切要求。

中等职业教育阶段中的老年人服务与管理专业的诞生与发展时间相对较短，属于新兴专业。在养老人才培养工作中的很多方面还有很大的提升和发展空间。教育部等九部门联合印发的《关于加快推进养老服务业人才培养的意见》（教职成〔2014〕5号）中指出，要加强养老服务相关专业教材建设。鼓励相关院校与行业、企事业单位联合编写养老服务相关专业特色校本教材。本系列教材就是在这样的形势和需求下诞生的。

北京市劲松职业高中作为中等职业教育阶段养老服务人才培养工作的先驱，贯彻落实国家职业教育改革发展的方针和要求，联合一批兄弟院校和行业企业专家，历时四年，共同编写完成本系列教材，包括《老年人服务礼仪与沟通》《老年人活动策划与实施》《老年人健康管理》《老年人营养膳食与搭配》《老年人照护实用辅助疗法》。本系列教材的编写经历了行业企业调研、人才培养方案修订、课程体系重构、课程标准修订、课程内容丰富与完善、课程资源建设等几个过程。

本系列教材立足于养老产业复合型、创新型人才的培养，以就业为导向，以学生为主体，注重"做中学、做中教"，主要体现了以下特色。

1. 需求导向，与时俱进

随着时代的发展与社会的进步，养老服务需求也发生着巨大变化。尽管护理人才短缺仍是现阶段最主要的问题，但伴随养老服务市场中对客服、销售、活动组织与带动、健康管理、营养膳食等方面的需求越来越大，市场对多技能、高素养的复合型养老服务人才的需求也越来越大。

本系列教材的编写工作以充分的行业、企业调研为基础，深入了解目前养老服务与照护工作中对人才和典型岗位职业能力与素养的需求，立足最紧要、最迫切的核心职业领域与岗位需求进行教材的设计和编写。近年来，老年人多元辅助疗愈活动的设计与实施受到广泛关注与应用。本系列教材集中了业界相关领域的行业和院校专家共同编写。其中，《老年人照护实用辅助疗法》首次填补了该领域教材的空白。

2. 任务驱动，自主探究

本系列教材充分考虑了中职学生的学习特点，结合养老服务工作的实际设计内容模块，在形式上打破了传统教材的单元设计，以逻辑相关的真实任务引领学习内容，并以任务驱动学习者进行自主探究式学习和合作型学习。同时，在内容设计上将理论知识与技能指导相结合，注重在学习过程中引领学习者将专业理论知识内化与实践技能应用相结合，最终达到深入理解和实际运用的目的。

3. 案例导向，理实一体

在内容组织与设计过程中，本系列教材以真实案例为基础，以任务为引入点，一改传统被动"填鸭式"的教学方法，努力启发学习者的自我认知、主动参与、身临其境感与独立思考能力，将理论知识与实际操作技能相结合，突破"技能关"，建立"整体观"，提升学习者的综合职业素养与能力。

本系列教材凝聚了众多行业企业专家、一线高技能人才、具有丰富教学经验的教师及学校领导的心血。本系列教材的出版不仅丰富了老年人服务与管理专业建设的内涵，也必将为兄弟院校的专业建设及人才培养提供重要支撑。当然，养老事业和养老服务人才的培养工作在不断发展，并提出了新的要求，本系列教材中的不足之处请各位专家、同仁批评指正。我们将在使用中不断改进和完善，希望本系列教材能够拥有良好的育人效果。

中等职业教育老年人服务与管理专业精品系列教材编委会

前　言

随着我国人口老龄化的不断加剧，社会养老服务人才需求与日俱增，广大老年人对生活品质和养老服务品质的追求也越来越高。2019年3月，《国务院办公厅关于推进养老服务发展的意见》（国办发〔2019〕5号，以下简称《意见》）指出，党中央、国务院高度重视养老服务，党的十八大以来，出台了加快发展养老服务业、全面放开养老服务市场等政策措施，养老服务体系建设取得显著成效。但有效供给不足、服务质量不高等问题依然存在，人民群众养老服务需求尚未有效满足。《意见》提出，各级各地需加快建立完善养老护理员职业技能等级认定和教育培训制度，鼓励各类院校特别是职业院校（含技工学校）设置养老服务相关专业或开设相关课程。进一步加快课程体系建设，完善教学资源开发，提升养老服务人才培养质量是中等职业教育老年人服务与管理专业建设工作中的当务之急。

老年人多元辅助疗法主要是指针对老年人生理、心理变化而设计和实施的一系列医疗方法、日常活动以外的有疗愈效果的一系列辅助疗愈活动。台湾弘光科技大学最早做了该领域的探索、实施与研究。近年来，随着大陆地区养老服务工作不断发展，养老服务水平与质量不断提升，有关人士也开始了在老年人多元辅助疗法领域的尝试与研究，养老服务专业院校也相继开始了老年人多元辅助疗法及相关课程的实践和创新。

但无论是在养老服务行业还是在各级各类开设老年人服务与管理专业的院校中，都没有专门化、成体系的老年人多元辅助疗法相关教材。在这样的背景下，本书编写委员会邀请了来自台湾、广东、北京、江苏等地的行业、企业、院校的多元辅助疗法实施与研究专家，合力打造一本适合中等职业学校老年人服务与管理专业及相关专业教学、养老服务人才社会培训使用的教材。

本书由北京市劲松职业高中校长郭延峰、广东省广州市越秀区馨和社会工作服务中心赵娟担任主编，由江苏经贸职业技术学院裘云、台湾芳香心国际芳疗学院蔡欻在和许乔玮、广州市老人院姚子弘担任副主编，北京正科纬国际健康咨询服务有限公司赵乃慧参与编写。具体编写分工如下：赵娟编写项目一任务一、任务三、任务四和项目四；姚子弘编写项目一任务二；裘云编写项目二；蔡欻在、赵乃慧和许乔玮编写项目三；郭延峰编写项目五。郭延峰负责全书内容的审定。在此，编者对给予本书大力支持的广州市老人院、广州应用科技学院余缅萍、广东泰成逸园养老院何晨威、广州大学社会工作专业学生邓桂萍表示真诚的感谢。

中等职业学校老年人服务与管理专业课程建设工作仍处于起步阶段，专业教学资源开发工作过程中仍需要行业、企业、社会组织及兄弟院校的通力合作与支持。本书编写工作中难免存在疏漏或有待改进的地方，恳请业界专家、院校同行及各位读者批评指正。

编　者

2021年2月

目　录

项目一

园艺疗法

项目介绍

目前，我国老年人口快速增多，老年人的身心健康备受关注。为了减轻老年人身心健康问题给自身、家庭和社会带来的经济负担，在老年人人群中开展健康保健的园艺疗法活动很有必要。在进行园艺疗法活动时，可以根据老年人自身的实际情况，选择适合不同年龄段老年人的园艺疗法活动方案，将有利于全面促进老年人健康，提高老年人生活质量，从而促进社会和谐发展。

任务一　认识园艺疗法

任务目标

『知识目标』

1. 了解园艺疗法的概念、类型和发展。
2. 了解园艺疗法对老年人的疗愈作用。
3. 掌握园艺疗法的设计与实施要点。

『技能目标』

1. 能够根据老年人的需求设计相应的实施方案。
2. 能够掌握园艺疗法操作活动的分类。
3. 能够掌握园艺疗法与老年人健康的关系。

『职业素养目标』

实施园艺疗法时应具有耐心与细心。

任务描述

以小组为单位，在学习相关理论知识后形成小组观点，绘制认识园艺疗法思维导图，并根据思维导图完成小组学习成果的口头汇报。

相关知识

一、园艺疗法的概念、类型和发展

（一）园艺疗法的概念

1. 美国对园艺疗法的定义

美国园艺疗法协会（American Horticultural Therapy Association，AHTA）将有必要在自身身体及精神方面进行改善的人们，利用植物栽培与园艺操作活动，从社会、教育、心理及身体等方面进行调整的有效方法称为园艺疗法。

园艺疗法是通过园艺活动，如花卉及蔬果种植、干花手工艺、治疗性园景设计等，使参加者获得社交、情绪、身体、认知、精神及创意等方面的好处。

2. 中国对园艺疗法的定义

从广义上讲，园艺疗法包括香草疗法、园林保健、绿色疗法、自然疗法、田园疗法、森林康养、生态疗法等。园艺疗法不仅从生理、心理及社会等方面减轻了人的压力、促进了人的身心健康，而且在改变生活方式、进入慢生活状态、提高生活品质等方面发挥了重要作用。园艺疗法就是让人享受触手可及的幸福，让参与者体会"植物为自己而生"的生活真谛。

从狭义上讲，通过进行园艺操作活动或与植物相关的各种活动，以达到身体机能恢复、心理健康恢复及对社会适应力恢复等目标的疗法，称为园艺疗法。

（二）园艺疗法的类型

针对不同人群的需求和相应的效果，园艺疗法可分为以下三种类型。

1. 职能型园艺疗法

职能型园艺疗法以复健为目标，提高相关人员的就业能力。该类型主要面向有意习得园艺疗法知识和技能的人群，通过学习以期成为园艺治疗师等专业人员。

2. 治疗型园艺疗法

治疗型园艺疗法以医疗为主，在园艺治疗师的指导下，服务对象主动或被动地参与园艺活动，在此过程中愉悦精神、恢复身体。

3. 社会型园艺疗法

社会型园艺疗法以提高生活质量和带给人们福祉为目的，服务社会。在园艺治疗师的指导下，服务对象设计和参与一些带有社会性、娱乐性的园艺活动，以增强彼此之间的交流互动，从而达成社会交往的目的。

（三）园艺疗法的发展

1. 起源

早在 1699 年，一位名叫李那托·麦加的英国人在《英国庭院》一书中对园艺的治疗效果就有了记载：在闲暇时，您不妨在庭院中挖挖坑，拔拔草，静坐一会儿，这会使您永葆身心健康，这样的好方法除此之外别无他途[①]。

1792 年，精神医疗机构约克收容所致力于利用自然力量进行治疗。作为治疗的一环，该机构还对患者导入了与兔、鸡玩耍及庭院管理的方法。19 世纪初，北苏格兰的精神科医师让一位患者在自己的农场进行劳动后，大大提高了治疗效果；19 世纪中叶，精神病医院通过让患者种植花木以减轻病情或完全治愈。

2. 发展

1978 年，英国园艺疗法协会成立，以所有年龄层的各种患者为服务对象，振兴庭院园艺事业，为有兴趣利用庭院进行治疗的人们提供援助。

20 世纪初，美国已认识到园艺疗法对提高智力和消除由贫困导致的变态心理具有效

---

① 李树华，2016. 2015 中国园艺疗法研究与实践论文集[M]. 北京：中国林业出版社.

果。第二次世界大战后，由于战争对复员军人造成的心灵创伤，使他们难以恢复到原来的生活中去，军人医院开始采用园艺疗法对他们进行治疗，效果颇佳。1953 年，美国马萨诸塞州的森林植物园为人们提供园艺疗法服务，其他植物园纷纷仿效。芝加哥植物园自 1977 年在其都市园艺部中设立园艺疗法处，开设了以一年为周期的园艺疗法课程。此课程是为精神病医院、青少年工读学校、退役军人专用医院等培训专业人员。1973 年，相关人员创设美国园艺疗法协会，其目的是确立与普及园艺疗法。

日本于 1995 年 2 月创设园艺部法研修会。同年同月，还设立了园艺心理疗法研究会。1995 年秋，东海大学的外科医生及护士、建筑家、造园师等多领域人员成立了日本园艺疗法研究会。

20 世纪 90 年代，中国就有与园艺疗法相关的文章发表，但基本上为介绍园艺疗法的科普性文章；2000 年，李树华在《中国园林》发表了《尽快建立具有中国特色的园艺疗法学科体系》一文，第一次深入阐述了园艺疗法的概念、发展历程及功效，并提出了在中国实施园艺疗法的思路。2014 年 7 月 29 日，中国社会工作联合会心理健康工作委员会园艺治疗专业学部在沈阳成立；2017 年中国园艺疗法协会的英文全称定名为 Horticultural Therapy Association of China，简称 HTAC。

二、园艺疗法对老年人的疗愈作用

1. 刺激感官，延缓衰老

参加园艺活动时，园艺植物的茎、叶、花的颜色、味道、形状会对老年人产生强烈的视觉、嗅觉和触觉刺激，同时环境中的清风、鸟鸣也会带给老年人丰富的身心感受，从而激发机体潜能，延缓器官衰老，减少阿尔茨海默病（Alzheimer's disease，AD）的发病概率，促进身心健康。

2. 强化运动功能，防止衰老

老年人经常参加园艺活动并从事各种力所能及的劳动，如播种、种植、整地、浇水等，不仅可以锻炼身体，还可以发展身体的协调性。这对于老年人来说，是防治衰老的较好措施。

3. 消除烦躁情绪

在参加园艺活动的过程中，老年人置身于花海、林荫、草丛中，不仅可以减轻由于劳动带来的疲劳，还可以帮助老年人消除急躁情绪，安抚内心。

4. 增强自我控制能力

园艺活动要求循序渐进，需要投入大量的体力、心力。在整个过程中，老年人在消耗体力的同时，还可以抑制冲动，增强自控能力。

5. 克服自卑心理，增强自信心

实施园艺疗法后，看到自己培植的树木成林、鲜花绽放时，老年人会产生莫大的满足感。同时，来自外界的赞赏，会使老年人感到自己仍有能力做好一件事，也能帮助他们增强自信心。

6. 促进互相交流，消除孤独感

根据群体特点，园艺活动中可以设置多人参与（亲人、朋友或者陌生人），这样不仅可以促进老年人互相交流，增强他们的社会接触能力，而且能增进亲友之间的感情交流，消除隔阂，消除老年人的孤独感。

7. 正确认识生老病死

在园艺疗法中，植物或许因为季节变化而枯死，或许因为管理不当而枯萎。老年人会逐渐感受到生物的生老病死是难以抗拒的自然规律，从而正确认识自己的生老病死，安然面对衰老与死亡，进而克服对死亡的恐惧心理。

> **案　例**
>
> 2006 年，清华大学李树华团队在北京市海淀区四季青敬老院进行了园艺疗法试验。他们选择 40 位 70 岁以上、情绪稳定、血压稳定、性格外向的老年人（男、女各一半）。他们主要通过测量老年人的血压和脉搏来研究园艺疗法的效果。三个月后的研究数据表明，患有高血压的老年人的比例从 38%降低到 19%，说明园艺操作活动对老年人的身心健康有明显的效果。

三、园艺疗法的活动设计

（一）园艺疗法活动设计时考虑的三要素

园艺疗法的主要对象就是植物。园艺疗法最大的特点就是以植物为实施对象和活动中心。因此，设计园艺疗法首先要了解植物、植物生长的环境，以及培育和利用植物的活动三个要素。

1. 植物

植物的发芽、生长、结果、枯萎的生命周期，让培育植物的人不自觉地与自己的人生进行象征性的投影。草本植物生命周期基本为一年，培育植物的人可以在短时间内感受生命历程。因此，在园艺疗法设计中，通常用植物的一生来比喻人的一生，用植物的生命影响人的生命。

2. 植物生长的环境

植物的培育过程受季节变化和天气的影响，它包含时间的流逝和生命的节奏。因此，在设计园艺疗法时，需要根据时间和生命的节奏及植物生长的环境，设计相应目标的活动。

3. 培育和利用植物的活动

园艺疗法最大的特点是以植物为活动中心，如为了采摘和使用所培育植物的果实，需要与植物共同度过生命周期，在这个过程中，不同的植物在不同的时期具有的颜色、气味、形状、触感、味道，会唤醒人们迟钝的感觉，静静打开其闭塞的心扉，给人带来喜悦感、平静感；在培育和等待植物生长的过程中，培育植物的人能够联想自己过去的生活，养成接受现实的性格和耐心。因此，在设计园艺疗法时，应根据植物生长的不同过程，设计不同的活动目标，让老年人感受植物带给他们的正能量。

案　例

2016年，在北京市海淀区相关部门和清华大学的支持下，李树华的研究团队在北京市海淀区清河敬老院开展园艺疗法试验。在室内绿植的数量、种类对老年人压力和情绪恢复的影响研究中，唾液皮质醇浓度、心率、血压的变化可以反映老年人在不同房间压力缓解的情况。另外，还可以通过情绪量表分析老年人经过休息后的情绪变化。研究数据表明，4个房间中摆放绿植的方式对老年人的情绪恢复差异并不显著，但在绿植选择试验中，绿植种类对老年人情绪的影响比较明显。

（二）园艺治疗活动中需要考虑的要素

1. 老年人状况

1）心智：心智状态是失智，重度、中度或轻度智力障碍或自闭症，或是一般人的心智，均需考虑。
2）年龄段及性别。
3）活动能力：参与者是否是失能者或肢体障碍者。
4）传统背景知识：参与者的知识水平、工作性质等。
5）对园艺知识的认知：参与者是否有类似的工作或知识背景。
6）生活习惯。

2. 活动准备

1）决定要开展的园艺疗法活动的种类。
2）活动准备的难易度。
3）植物看护的难易度：太难看护的植物对工作人员而言是沉重的负担。
4）植物摆放空间：有无合适的空间摆放植物。

3. 时间和季节

不同季节的植物，其开花或结果会给人一种截然不同的感受。

4. 居住环境

1）室内居住环境的考量：老人院、医院、日间照料中心、安养院等。
2）室外居住环境的考量：有没有大的空地、花园大小、都市或农村。

5. 植物的选择

1）易栽易活。

2）色彩鲜艳。

3）无毒，无刺激性，无伤害性。

4）繁殖方便，取材容易。

5）不能时间太久才有成果。时间太久会消磨掉人的耐心，产生不对等感。

6）容易开花或结果。一年即可开花或结果为最佳。

7）有一定的欣赏期或享用期，让参与者有成就感。

8）后期管理要简单。烦琐的管理会造成新的困难。

案 例

广州市老人院在失智和偏瘫老年人群中开展园艺疗法活动，取得了很好的成效。在实施过程中，工作人员对参与者进行了充分的评估，根据老年人的身体状况进行了精细的分组，并设定了明确的目标，设计了详细的分解动作。

工作人员将具体的实施过程划分为绿化装饰、组织老年人参与种植、园艺疗法与运动疗法相结合、康复花园的建造 4 个阶段，并从服务对象、工作人员和行政管理 3 个方面来总结实施成效。

服务对象的客观评估结果：参与的老年人体位转移、站姿、平衡性、站立时间都有明显的进步。服务对象的主观评估结果：参与的老年人心情愉悦、睡眠状况改善、交流增多。

通过实施活动，工作人员团队的凝聚力、工作积极性得到了提高，护理人员的职业规划得到了拓展；院舍环境更加优美，氛围更加和谐；降低了老年人对工作人员的依赖性。

（资料来源：李树华，2016. 2015中国园艺疗法研究与实践论文集[M]. 北京：中国林业出版社.）

任务实施

1. 请根据任务描述中的要求，按以下步骤完成认识园艺疗法思维导图。

1）按照 4~6 人为一组进行分组，小组讨论，确定至少 5 个认识园艺疗法的关键词。

2）根据本任务中提供的信息找出支撑内容与数据。

3）设计思维导图分级结构及样式。

4）完成认识园艺疗法思维导图的绘制。

2. 在下面的空白处绘制认识园艺疗法思维导图，并进行具体内容的介绍。

任务评价

教师根据每个小组任务的完成情况，参照评价项目及各项完成情况由高至低分别在表 1-1 的 A、B、C 选项下面打"√"。

表 1-1　认识园艺疗法思维导图评价表

评价内容		评价等级		
		A（满意）	B（合格）	C（不满意）
认识园艺疗法思维导图	关键词数量 5 个及以上，并含有概念、发展、作用、设计、实施等			
	核心主题"园艺疗法"与关键词层级分明			
	内容充实、表述清晰，能够体现本节课主要的学习成果： 1. 园艺疗法的概念 2. 园艺疗法的发展 3. 园艺疗法对老年人的疗愈作用 4. 园艺疗法的设计及需要考虑的要素			
	布局、结构合理			
	文字、色彩、线条搭配得当			
	口头表述清晰、逻辑鲜明			
	思维导图设计或口头表达有创新点			
自我总结				

延展阅读

亚洲园艺疗法的发展

1973 年，为了普及和发展园艺疗法，美国成立了园艺疗法协会，正式将园艺疗法作为一项事业进行推广和研究，并在一些学院和大学开设园艺疗法的学术课程，对测试合格和参加足够时间园艺治疗实践的学者授予园艺疗法师的称号。1976 年，美国卫生、教育、福利部门一致推举园艺疗法师为美国十大重要新职业之一。美国园艺疗法协会每年会定期举办年度大会，为园艺疗法师提供一个交流的平台。

在理解园艺疗法和园艺疗法如何提供医疗作用等方面，亚洲正迅速成为世界的领先者。不过，虽然许多亚洲国家的研究和实践都在增加，也有很多园艺疗法师参加美国园艺疗法协会的年度大会，但距离、时间、费用、语言等问题仍会影响亚洲园艺疗法人士参与国际交流活动和发表学术论文。2015 年，美国园艺疗法协会的主要组织者特雷西亚·哈森提议建立一个亚洲园艺疗法国际组织，促进和加强园艺疗法在亚洲的发展。

2016 年 11 月，由日本、中国、韩国等亚洲国家的园艺疗法师倡导，在日本北九州成立了亚洲园艺疗法联盟（Horticultural Therapy Alliance in Asia，HTAA），以促进和协调涵盖所有亚洲国家的园艺疗法研究、出版、教学、会议和实践活动，使亚洲在这一新领域得到更加快速的提升。为了开展园艺疗法活动及推广新的教育内容，使多样文化背景的亚洲各国的园艺疗法师能够进行学术研究与信息交流，亚洲园艺疗法联盟将推动亚洲园艺疗法业界与世界各地区园艺疗法业界的交流与合作，为亚洲各国园艺疗法事业的发展做出贡献。

亚洲园艺疗法联盟的目标是在各国成员互相尊重的基础上，致力于根据各国地域、文化和历史来进行园艺疗法的发展；互相合作，协力进行关于园艺疗法的必要性、科学性、技术性、专业知识及社会作用的研究、教育及普及工作；守护环境，为社会可持续发展做出贡献。

亚洲园艺疗法联盟每两年举行一次交流大会，第一届交流大会于 2016 年 11 月 19～21 日在日本北九州举办，第二届交流大会于 2018 年 9 月 14～16 日在北京举办。

（资料来源：李树华，2011. 园艺疗法概论[M]. 北京：中国林业出版社. 有改动。）

任务二　实施植物栽培疗愈

任务目标

『知识目标』

1. 了解植物栽培的疗愈原理。
2. 熟悉不同人群进行植物栽培的设计要点。

『技能目标』

1. 能够根据老年人的需求设计相应的方案。
2. 能够掌握植物栽培操作活动的实施要点。

『职业素养目标』

实施植物栽培操作时应具备耐心与细心。

任务描述

以小组为单位，在学习相关理论后形成小组观点，绘制实施植物栽培疗愈思维导图，并根据思维导图完成学习成果口头汇报。

相关知识

一、植物栽培疗愈概述

1. 植物栽培疗愈的概念

植物栽培疗愈是指利用植物栽培和园艺操作，从社会、教育、心理及身体诸方面对服务对象进行调整。它源自自然，植物拥有生命，从发芽、生长、成熟、开花、结果至凋零，具备一定的生命周期，这与人的出生、成长、衰老、死亡的生命周期相似。

2. 植物栽培疗愈的原理

1）通过亲身参与植物栽培活动，可以满足个体的创造性欲望的需求。植物栽培能够释放压力、抚慰心灵。

2）借助包括环境在内的劳动成果，与家人、朋友或其他人建立联系，能够满足人的社会性需求。

3）借助植物栽培活动，个体在身处植物的环境中劳作后，生理和心理都得到了满足感。植物栽培活动可以对感情及情绪产生作用，具有培育智力与上进心的效果。例如，通过观察和耕作，可以使原本冷淡的人际关系变得温暖，从而建立和保持良好的人际关系。所有在植物栽培活动中取得的感觉信息会使个体情感变得丰富。

3. 开展形式、开展条件及适用人群

（1）开展形式

可参与性是植物栽培疗愈活动的一大特点。参与者通过翻土、播种浇水、修剪等栽培操作，能最大限度地使他们从病痛等不良状态中解脱出来，分散由于病痛导致身心不适的感受，这对于恢复健康有着积极的意义。同时，参与植物生长的管理，享受劳动所带来的成就感、责任感，也能培养参与者的耐心。

（2）开展条件

植物栽培疗愈活动开展时间受季节限制：春季和夏季是栽种季节；秋季是收获季节；冬季北方太冷，不适合开展植物栽培活动。

栽培植物时，应优先选择容易栽种、成活率高，适合本地区生长的、具有可食性和保健作用的植物。

（3）适用人群

植物栽培疗愈活动的适用对象范围非常广泛，在社会上处于弱势群体，包括高龄老年人、儿童、精神疾病患者、残疾人、智力低下者、心灵受到创伤的人、受到自然灾害而无法恢复正常生活的人、监狱服刑人员等都可以参加植物栽培疗愈活动。

4. 设计步骤及实施要点

（1）活动前后的测试

根据世界卫生组织（World Health Organization）对健康状况的标准，按照身体状况评价方法的要求，对参加植物栽培疗愈活动的老年人进行活动前测试，经过一段时间的植物栽培疗愈活动后，再对老年人进行同样测试。测试指标包括身体形态、心肺功能和活动能力。在实施植物栽培疗愈活动过程中，活动组织者应根据老年人的特点，设置栽培的难度、工作量，并随时关注老年人的基本指标，及时调整目标。

（2）分工与培训

实施前，活动组织者应对志愿者、助教进行分工和培训，讲解所需的项目测试方法、仪器使用方法、护理实施注意事项、突发事件的应急处理及测试结果的规范填写，提前准备好场地、器材及测试仪器的安装调试；进行预测试，发现实施中可能会出现的问题，应及时提出解决办法，避免正常实施时出现严重失误。

（3）实施中

在实施过程中，应根据老年人的身体状况，配备不同数量的志愿者或助教，协助老年人完成相应操作。

（4）实施后

每次活动后，活动组织者应及时与志愿者或助教进行沟通，记录参与老年人的活动状况，为后期实施方案的目标和操作步骤的调整提供参考依据。

二、植物栽培疗愈的设计与实施

1. 对象评估与需求分析

每个人都要经历出生、成长、衰老、死亡的生命历程。在不同的发展阶段，人体的生理代谢存在着明显差异，具有不同的特点。

与青年人相比，老年人的生理代谢明显减弱，机体各器官都会随着年龄的增长而逐渐趋于老化，或多或少地表现出衰老现象，如视力模糊、听力下降、行动不便、皱纹增加、毛发变白等。老年人生理代谢减弱、活动量减少，因而能量代谢发生明显变化，脂肪含量增加。体内细胞合成代谢的优势逐渐被分解代谢取代，合成代谢和分解代谢平衡失调，从而使细胞功能老化，出现肌肉萎缩、牙齿脱落、骨质疏松、骨质增生等症状。随着年龄的增长，体内各器官功能逐渐下降，进而导致各种老化现象。

老年是人生的一个重要阶段。了解老年人的想法、把握老年人的心理，是正确实施植物栽培疗愈活动的关键。老年人的心理特点主要表现在：①反应迟钝，情绪易波动；②孤独、抑郁、无价值感；③失去独立感；④忧虑、多疑；⑤固执、抱怨；⑥自责、悲观；⑦对死亡的恐惧。

对象评估与需求分析的方法包括使用专业仪器、调查问卷和评估量表。

需要注意的是，若使用专业仪器、调查问卷和评估量表，需要向评估对象说明，并征求对方同意后方可进行评估。

2. 方案设计

如今，社会老龄化速度加快，植物栽培疗愈活动的适用人群是退休或生病的老年人，他们需要适度且和缓的运动来辅助治疗、活动筋骨、放松身心。为其安全性考虑，应遵循无障碍设计原则，铺面的设计要有色彩的变化，方便老年人日渐退化的视觉能够准确辨认；设置方便坐轮椅者使用的无障碍路线与设施及轮椅的放置空间；老年人关节活动不便，应避免使用台阶，可设计有坡度的斜面，并适当增加坡度、弯曲的变化以锻炼其腿部肌肉。

从老年人的心理层面来讲，他们有怀旧情怀，因此在设计植物栽培疗愈活动时，应选择怀旧的布局、设计及公共设施，给他们提供一个怀旧的主题氛围，勾起他们对往事的回忆，使他们触景生情，达到疗愈的效果。

在空间格局上，应划分出独处与社交的不同空间，以满足不同需求的人。独处具有私密性，社交则具有聚集性。在植栽品种的选择上，除了基本原则外，可选用食用蔬菜、果树等，以唤起老年人的回忆；种植药草和香草植物，可刺激老年人的感官；设置园艺操作活动区域时，可设计高起、边缘加宽的种植槽或垂直的花架与盆栽，以方便老年人操作，增加其趣味性，这对特殊老年人具有治疗、治愈的功效。另外，应配备和完善夜间照明系统、监控系统，以免因视线不佳、身体不适而发生意外。

3. 组织与实施

1）实施前：对服务对象进行全面评估分析，包括基础疾病、运动功能、认知功能、心肺功能、言语与吞咽功能、社交能力等。

2）实施中：根据服务对象的评估结果设定该组的训练目的，进行工序分析、动作设计、个人目标设定；指导教师全程参与，协助服务对象完成植物栽培。

3）实施后：每次小组活动后回收园艺康复记录表，进行小组讨论，对活动过程中存在的问题进行检讨分析，根据偏瘫老年人活动中的能力情况改进动作设计，为其设定下次个人目标。

4. 疗法效果评估

1）利用 Fugl-Meyer 评定量表（Fugl-Meyer assessment，FMA）评定植物栽培疗愈前后老年人的运动功能。

2）利用 Berg 平衡量表（Berg balance scale，BBS）评估老年人跌倒的风险。

3）利用改良 Barthel 指数评分标准评估老年人日常生活自理情况。

4）利用生活质量量表评估老年人身体状况对日常生活、交际、情绪的影响。

5）利用简易智力状态检查量表（mini-mental state examination，MMSE）评估老年人的认知功能。

三、不同群体老年人植物栽培疗愈

（一）健康老年人

1. 实施背景

老年人尤其是退休后没有休闲活动或者子女无法在身边陪伴的健康老年人。他们在生活中通常会觉得自己失去了自我价值，在精神上无法得到亲人的寄托，久而久之会觉得生活无趣。然而，植物可以作为健康老年人的依靠，降低其内心的寂寞感。植物园艺劳动包括创造植物、照顾植物等，这些活动可以使健康老年人重新获得价值感、成就感和自信心。

2. 实施策划

针对健康老年人的实施策划，如表 1-2 所示。

表 1-2　针对健康老年人的实施策划

设计宗旨	活动前，必须对健康老年人进行全面评估分析，工作人员根据评估情况，共同制定康复目标。每次开始前，根据健康老年人的变化，调整每次活动的具体目标
预期效果	1）将传统康复训练融于植物栽培疗愈活动中，可以更加综合全面地评估健康老年人的功能障碍和心理需求 2）播种、施肥、浇水、除草、整地等涉及全身性运动，能锻炼身体的协调性，强化运动机能，从这个意义上来讲，也可以延缓衰老 3）参与植物栽培疗愈活动的健康老年人置身于花园、菜园等环境中，可以放松精神、减缓疲劳，在劳作过程中需要投入大量的精力，可以使健康老年人暂时摆脱悲观情绪、抑制冲动、消除急躁感，有效控制情绪 4）植物栽培疗愈活动多为群体性活动，在劳作过程中，健康老年人之间交流协作，可对自己感兴趣的各种话题进行交流，提高社交频率 5）植物栽培是一种种植活动，健康老年人看到自己培育的植物长大成熟，会得到很大的心理满足；同时，植物生长、开花、结果、凋零可使健康老年人逐渐认识到自然界不可抗拒的生、老、病、死规律，逐渐接受人的衰老过程，消除对死亡的恐惧感

3. 实施过程

针对健康老年人的实施过程，如表 1-3 所示。

表 1-3　针对健康老年人的实施过程

活动前	1）活动前，必须对健康老年人进行全面评估分析，包括基础疾病、运动功能、社交能力、心理状态、性格等方面，选择性格相近的健康老年人进行分组 2）根据健康老年人的评估结果设定该组的训练目的，如手部精细动作、肌力、体位转移、平衡、社交能力等 3）根据设定的训练目的进行工序分析、动作设计、个人目标设定，如中等强度的耕作，锻炼健康老年人的体力；团队间合作，舒缓健康老年人的心情
活动中	健康老年人进行植物栽培疗愈活动的目的可分为康复和娱乐两种。但不论哪种目的，植物栽培疗愈活动的内容都分为室内和室外两部分。 1）室内活动多为简易的移植。在进行室内种植活动时，应注意室内的光线、温湿度、土壤等条件是否适宜植物生长，如有不利因素，应进行相应调整。如果进行其他活动，如花艺、盆景等，也建议在宽敞、整洁的环境中进行，因为在这样的环境中健康老年人心情舒畅，效果更佳 2）与室内活动相比，健康老年人在室外活动量更大，活动区域也更广。健康老年人可以种植花卉、蔬菜，甚至药材；种植地可以选在露天地，有条件的可以在温室中进行。种植过程包括播种、育苗、移植、收获、松土、除草、浇水、施肥、修剪等。健康老年人既可参与其中的一两种活动，多人合作共同完成；也可在时间和身体条件允许的情况下全程参与。此类活动实施的环境既可以是屋顶花园、小型农场，也可以是疗养院的专设区域 3）考虑到健康老年人年龄大，操作过重或烦琐的工具十分不便，因此建议使用比较轻便的工具和方便掌握的器具。另外，健康老年人根据自身条件改良的工具也是很好的选择，如依靠手腕或臂力使用的花铲，这样一方面便于操作，另一方面使用自己改良的工具会产生成就感。有条件的情况下，活动设施可根据健康老年人的身体特征进行设计，如将种植床改为种植台，使其正好满足健康老年人站立或坐着操作
活动后	1）每次小组活动后进行小组讨论，对活动过程中存在的问题进行分析，根据健康老年人的身心状况，为其设定下次个人目标 2）小组活动后，要提醒健康老年人关注植物的生长，定期为植物浇水

4. 注意事项

1）老年人在进行植物栽培疗愈活动时，一定要保证环境和设施的安全性。老年人一定要根据自己的身体状况安排活动，切不可勉强劳作。

2）室外活动应结伴或在人员较多的地方，以免发病或遇到其他危险时无人救助；耕作时，应每隔一段时间缓慢起身，以免损伤腰背或久坐突然起立而引起突发性疾病。

3）一定要理解植物栽培疗愈活动重视的不是结果而是过程，正是经历了一次次的失败，才能积累更多的经验，才能品尝到胜利果实的甜美。

（二）偏瘫老年人

1. 实施背景

偏瘫是指身体一侧上下肢的运动障碍，有时伴有眼裂以下面肌和舌肌的瘫痪，多由急性脑血管病及其原发病引起。偏瘫患者常因活动能力的丧失或减退导致生活不能自理而出现心理异常，如焦虑、抑郁、恐惧等。虽然传统的康复训练能让患者的身体功能得到一定程度的恢复，但这是一个相当漫长的过程，需要有坚强的意志和持之以恒的决心，不断地重复简单而枯燥的训练动作。因此，现实中大部分患者都难以长期坚持康复训练，导致患肢功能不能得到最大限度的康复，甚至肢体挛缩越发严重。然而，植物栽培疗愈活动的多样性、趣味性，正好能迎合患者不同的需求和兴趣，通过跟植物的接触，用生命影响生命。另外，以小组活动的形式开展，加强了患者间的交流与沟通，互相支持、鼓励、影响，当患者和大家分享种植或制成品的成果时，也提升了自我效能感和自信心，从而有效促进患者心理重建。

2. 实施策划

针对偏瘫老年人的实施策划，如表 1-4 所示。

表 1-4　针对偏瘫老年人的实施策划

设计宗旨	活动前，必须对偏瘫老年人进行全面评估分析，工作人员根据评估情况，共同制定康复目标。每次开始前，根据偏瘫老年人的变化，调整每次活动的具体目标
预期效果	1）将传统康复训练融于植物栽培疗愈活动中，可以更加综合全面地评估偏瘫老年人的功能障碍和心理需求 2）在轻松愉快的活动氛围中，不仅使偏瘫老年人的手部精细动作、肌力、体位转移、平衡、手眼协调等运动能力得到有效提高，而且在专注力、感官刺激、现实导向等认知能力方面也得到相应的提高，使康复训练变得有趣 3）在活动中，可以促进偏瘫老年人之间的沟通与互动，大家相互交流、相互影响、相互鼓励，使社交需求得到极大的满足 4）偏瘫老年人在参与植物栽培疗愈活动的过程中，不仅可以感受植物及同伴带来的愉悦，还能直接感受自己的康复成果，提升了自我效能感和满足感，比参加传统康复训练积极性高 5）活动后，偏瘫老年人还需要持续打理植物，不仅让他们的日常生活增添了新的爱好，而且可以用植物装饰他们的居住环境，使他们之间的日常交流明显增多，生活质量得到明显提高

3. 实施过程

针对偏瘫老年人的实施过程，如表 1-5 所示。

表 1-5 针对偏瘫老年人的实施过程

活动前	1）活动前，必须对偏瘫老年人进行全面评估分析，包括基础疾病、运动功能、认知功能、心肺功能、言语与吞咽功能、社交能力等方面，选择功能状态相仿的偏瘫老年人进行分组 2）根据偏瘫老年人的评估结果设定该组的训练目的，如手部精细动作、肌力、体位转移、平衡、社交能力等 3）根据设定的训练目的进行工序分析、动作设计、个人目标设定，如设计要求偏瘫老年人在站立下进行松土，但不同的偏瘫老年人要求站立时间、次数各不同；松土时，根据偏瘫老年人患侧手的情况，可要求单纯用患侧手、患侧手和健侧手共同进行、牵拉患侧手用健侧手进行等
活动中	1）参加活动时，必须把偏瘫老年人的轮椅换成木凳，木凳更有利于调整偏瘫老年人的坐姿及进行体位转移练习 2）座位安排：以 4 位偏瘫老年人为一组，一条对角线安排需要加强站立训练的偏瘫老年人，另一条对角线安排已经恢复站立的偏瘫老年人，使他们能够相互影响、相互交流，增加治疗的趣味性，更好地调动偏瘫老年人训练的积极性；让偏瘫老年人自我介绍，并记住其他组员的名字 3）桌子与花盆间摆放防滑垫，便于偏瘫老年人操作 4）活动过程中，工作人员必须认真观察偏瘫老年人的动作、体能、情绪、心理等变化，按照预设动作指引其操作，鼓励其完成个人目标 5）每位偏瘫老年人配有一份园艺康复记录表（内容包括老年人在进行园艺活动时的坐、站情况，患侧上肢使用情况），辅助者应认真观察偏瘫老年人的活动情况，填写园艺康复记录表
活动后	1）每次小组活动后进行小组讨论，对活动过程中存在的问题进行检讨分析，根据偏瘫老年人活动中的能力情况来改进动作设计，为其设定下次个人目标 2）小组活动后，要提醒偏瘫老年人关注植物的生长，定期为植物浇水

案　例

在广州市老人院，80 多岁的欧阳婆婆，因脑血管病偏瘫多年，生活完全不能自理，日常活动只能依靠轮椅。老人院中的员工安排她参加园艺疗法。第一次活动时，她勉强在园艺治疗师的搀扶和鼓励下站起来 3 次，每次都维持不够 20 秒；但经过一段时间的治疗，到第五次活动的时候，她不仅能自己从容地站立，而且能持续超过 1 分钟，还高兴得边唱歌边铲泥。每次活动结束前，欧阳婆婆都积极地给自己设定下次小组活动时的康复任务。两个月后，欧阳婆婆不但下肢功能有了一定的改善，患侧上肢的痉挛也有所好转。

（资料来源：广州市老人院案例，并征得广州市老人院同意。）

4. 注意事项

1）活动前，一定要充分评估偏瘫老年人的身体状况。

2）活动过程中，要注意偏瘫老年人的安全，时间控制在 45 分钟左右，不宜过长。

3）工作人员与偏瘫老年人尽可能一对一，尽量让偏瘫老年人自行操作，要有耐心，需要掌握一定的辅助技巧，并根据偏瘫老年人的需要改良操作工具。

（三）失智老年人

1. 实施背景

认知功能是指人脑加工、储存和提取信息的能力。认知功能障碍包括感知、思维、记忆障碍等。认知功能障碍是介于正常老化和认知损害之间的一种认知功能损伤的状态，属于不稳定的过渡状态，具有转化为认知损害的高风险。认知损害是指大脑中负责控制记忆与推理的区域发生病变，导致脑功能逐渐衰退，日常生活能力随之退化，无法参与社会交往，最终卧床衰竭而死的疾病。

现代医学目前尚无办法完全治愈认知损害，主要以益脑训练为主、药物治疗为辅。经过干预和治疗，延缓失智老年人病情的恶化，提高其生活质量。植物栽培疗愈不仅应用于失智老年人认知功能障碍的干预，而且能够改善失智老年人的人际沟通、自我效能、社会关系等方面的问题。

2. 实施策划

针对失智老年人的实施策划，如表 1-6 所示。

表 1-6　针对失智老年人的实施策划

设计宗旨	活动前，必须对失智老年人进行全面评估分析，工作人员根据评估情况，共同制定康复目标。每次开组前，根据失智老年人的变化，调整每次活动的具体目标
预期效果	1）将传统康复训练融于植物栽培疗愈活动中，可以更加综合全面地评估失智老年人的功能障碍和心理需求 2）植物栽培疗愈活动能够营造一个刺激老年人视觉、嗅觉、听觉、触觉、味觉的环境。当失智老年人置身于这样的环境中，通过刺激不同的感官，能够达到改善认知功能的目的。在植物栽培疗愈活动中，选择不同类型的植物，利用各种植物的形态、色彩、肌理、味道、气味等，可以营造出具有特色的环境，能够对失智老年人的感知进行疗愈 3）植物栽培疗愈活动可以让失智老年人重拾以往的喜好，并能学习新知识和新技巧。通过开展有趣的活动，能够疗愈失智老年人不同阶段的认知功能障碍。失智老年人可以在活动中跟从治疗师的指示，理解复杂的步骤，使思维能力得到改善 4）在植物栽培疗愈活动中，失智老年人进行播种、施肥、浇水等活动，可以发挥自己的创造力，打造独有的疗愈花园。对于因健康状况而无法去室外的失智老年人，可以通过组合盆栽的制作、盆花管理、插花、修剪等活动发挥其独有的创意

3. 实施过程

针对失智老年人的实施过程，如表 1-7 所示。

表 1-7　针对失智老年人的实施过程

活动前	1）活动前，必须对失智老年人进行全面评估分析，包括基础疾病、认知功能、心肺功能、言语与吞咽功能、精神等方面，选择功能状态相仿的老年人进行分组 2）根据失智老年人的评估结果设定该组的训练目的，如恢复记忆、肌力、体位转移、平衡、社交能力等；根据设定的训练目的进行工序分析、动作设计、个人目标设定
活动中	1）进行盆栽及水培植物的制作及管理，其主要目的是熟悉园艺素材及相关知识，并通过简单的植物栽培疗愈活动增强失智老年人的自信心 2）进行月季花的修剪与扦插，其主要目的是通过合作来增进失智老年人之间的沟通 3）进行插花花艺和微景观的制作，此阶段将邀请家庭成员共同参与，其主要目的是增加代际沟通，提升失智老年人的幸福指数
活动后	1）每次小组活动后进行小组讨论，对活动过程中存在的问题进行检讨分析，根据失智老年人活动中的能力情况改进动作设计，为其设定下次个人目标 2）小组活动后，要提醒失智老年人定期护理植物

4. 注意事项

（1）安全性

在运用植物栽培疗愈活动对失智老年人认知功能障碍进行干预时，需要保证环境、设施、工具的安全性。特别对于患有认知损害的失智老年人，更要注意他们在操作过程中的安全。在室外活动中，应保证失智老年人始终在服务人员的视线内，以防止失智老年人走丢。

（2）合理安排活动

植物栽培疗愈活动依托团体辅导为基础，制订相关的活动方案，有针对性地开展相应的认知功能训练活动。活动频率为每周一次，每次活动时间约为 45 分钟，避免时间过长。活动要根据失智老年人的健康状况来安排，不可勉强老年人活动。

（3）合理选择植物

在对失智老年人的认知功能障碍进行干预时，尤其需要注意植物的选择，避免选择有毒、有刺等有安全隐患的植物。根据失智老年人认知功能的不同阶段，可以选择不同类型的植物进行相应的感官刺激。

案　例

在广州市老人院，86 岁的梁婆婆患有轻度失智，一直处于焦虑状态，经常每天多次按呼叫铃找医护人员反映身体不适，但检查结果却无明显异常。她意志消沉、生存意愿低下，不愿与人交流，也不愿外出活动，每天过着床与厕所之间两点一线的生活。起初，医护人员建议她参加园艺活动，她多次拒绝，最后在多次劝说下，她同意工作人员用轮椅推她去参加第一次的活动。在活动初期，她总是说自己这个不行、那个不行，但经过工作人员不断鼓励，以及她看到其他老年人也能独立完成任务时，她才慢慢愿意去尝试。四次活动下来，从用轮椅推进活动室到自己主动走去活动室；从不愿意说自己的名字到主动与组员交流与合作；从不愿意走出房门到每天主动走着去活动室和花园去看植物、给植物浇水。梁婆婆自我感觉身体不适感明显减轻，不但笑口常开，而且每天都会走出房门，积极与其他老年人进行交流，睡眠状况也有所好转，对医护人员的依赖明显减少，生活质量明显提高。

（资料来源：广州市老人院案例，并征得广州市老人院同意。）

任务实施

1. 请根据任务描述中的要求，按以下步骤完成实施植物栽培疗愈的思维导图。

1）按照 4~6 人为一组进行分组，小组讨论，确定至少 3 个实施植物栽培疗愈的关键词。

2）根据本任务中提供的信息找出支撑内容与数据。

3）设计思维导图的分级结构及样式。

4）完成实施植物栽培疗愈思维导图的绘制。

2. 在下面的空白处绘制实施植物栽培疗愈的思维导图，并进行具体内容的介绍。

教师根据每个小组的任务完成情况，参照评价项目及各项完成情况由高至低分别在表1-8的A、B、C选项下面打"√"。

表1-8　实施植物栽培疗愈思维导图评价表

评价内容		评价等级		
		A（满意）	B（合格）	C（不满意）
实施植物栽培疗愈思维导图	关键词数量3个及以上，并含有作用、设计、实施等			
	核心主题"植物栽培疗愈"与关键词层级分明			
	内容充实、表述清晰，能够体现本节课的主要学习成果： 1. 植物栽培疗愈活动的设计与实施 2. 不同群体老年人植物栽培疗愈活动的设计及注意事项			
	布局、结构合理			
	文字、色彩、线条搭配得当			
	口头表述清晰、逻辑鲜明			
	思维导图设计或口头表达有创新点			
自我总结				

延展阅读

基于指标评估的园艺疗法研究

韩国园艺疗法研究以首尔建国大学宋基成教授、朴爱信教授等学者为代表。他们关注园艺疗法活动实施前后的观察记录，进行量表调查及用专业仪器对受试者进行活动效果检测，以确定不同人群和问题类型的园艺任务及其活动强度，开发有利于园艺活动的项目，改善和维护人们的身体健康状况。

案例一：老年人园艺工作锻炼强度的测试调查

71～85岁的男性和女性完成9项园艺任务时，连续测量其心率。园艺任务包括从低等强度到中等强度的体力活动，那些上、下身均参与工作的属于中等强度的体力活动，而那些仅用上身工作的属于低等强度的体力活动。

案例二：老年人参与不同类型的园艺活动时的锻炼强度

测试人员从韩国首尔广津区社区招募了 20 名韩国老年人（16 名女性、4 名男性），年龄均在 65 岁以上。受试者参观了首尔建国大学里专为研究而建造的一座花园，参观 3 次共进行 15 项园艺任务。受试者佩戴一个便携式热量监测系统进行遥测，在他们进行每项园艺任务超过 5 分钟时，以及每项任务之间坐在椅子上休息 5 分钟的期间，监测他们的耗氧量。在测试过程中，他们的心率通过无线电遥测进行连续测量。进行的园艺任务均是从低等强度到中等强度的体力活动。结果表明，使用上身和下身的园艺任务（如挖坑、施肥、除草、耙土、把植物绑扎在柱子上等）是中等强度的体力活动；而站立或蹲下时使用上身的园艺任务（如修剪、混合土、育苗、播种、使用喷壶或软管浇水、采摘等）是低等强度的体力活动；而当站立时使用上身有限部分的园艺任务（如填土到容器中、洗涤采摘的果实等）是需求最少的体力活动。研究结果表明，允许老年人为了有益健康而完成适当水平的活动。

案例三：老年园丁和非园丁的身心健康状况与闲暇时间的体育活动比较

将老年人分组，参与草药种植、移植、建造蔬菜园 3 种园艺活动，确定其园艺锻炼强度。受试者为超过 65 岁、没有心肺疾病、没有心脏起搏器、不抽烟的 17 名韩国老年人。受试者参观了两次首尔建国大学。第一次参观是种植草药植物，在温室完成移栽，每项活动用时约 20 分钟。进行每项活动时，测试人员使用一个便携式量热仪通过遥测监控器来测量受试者的代谢量和心率。研究表明，种植草药植物和移栽对老年人而言是低强度的体力活动，而建造一个蔬菜园对他们来说是中等强度的体力活动。

案例四：基于综合指标评估老年人园艺活动任务建议

部分园艺任务对于老年人来说是中等强度的体力活动，因此对健康是有好处的，然而进行园艺工作时的身体状态，如弯腰、蹲下、跪下等，可能会造成身体不舒适。为了描述老年人执行任务时完成园艺任务的类型及他们的身体状态，以便能设计出对于老年人来说健康而有效的园艺计划，测试人员在两个分开的场合观察 14 名老年园丁，并记录进行园艺工作时园艺任务的类型和进行园艺工作时的身体状态。在进行园艺工作时，老年园丁的身体是否疼痛是由受试者自己报告的。测试人员观察了 17 个不同的园艺任务，在进行这些任务时，有 90% 的受试者使用了抓取、弯腰、行走、升降、伸展和站立 6 种身体状态，他们报告了 10 种不同的身体疼痛，其中下背部疼痛上报的最多。这种结果表明，老年园丁进行园艺活动时虽然有益于身体健康，但也有风险。因此，通过运动学和动力学分析园艺的生物力学特性是很有必要的。

案例五：园艺活动能改善握力、抓力及整体心理健康

受试者为美国曼哈顿社区的 53 位老年人，基于"老年人社区健康活动模型项目"调查表的结果，测试人员将受试者划分为 3 个组：活跃园丁组（通过园艺工作能符合疾病控制和预防中心体力建议的园丁）、普通园丁组（通过园艺工作不能符合疾病控制和预防中心体力建议的园丁）和非园丁组。受试者整体的身心健康状况通过 SF-36 测定分级决定，手的功能（握力和抓力）由测力计确定，骨密度由双能 X 射线骨密度仪测定。

SF-36 中，活跃园丁组在身体健康方面明显与普通园丁组和非园丁组不同，3 组的心理健康方面基本相似，但所有组的得分均高于美国普通人群。活跃园丁组和普通园丁组比非园丁组有更大的握力和抓力，骨密度值要更高，各组之间闲暇时间体力活动的热量

消耗的唯一明显差异是园艺活动，这说明园艺活动能成为满足疾病控制和预防中心体力活动建议的有效方法。这项研究表明，除了常规体力活动相关的健康益处外，园艺活动还能改善握力、抓力及整体心理健康。

（资料来源：李树华，2018. 2017 中国园艺疗法研究与实践论文集[M]. 北京：中国林业出版社.）

任务三　沐浴森林康养

任务目标

『知识目标』

1. 了解与森林康养相关的概念。
2. 熟悉森林康养的疗愈原理。

『技能目标』

1. 能够根据老年人的需求设计相应的方案。
2. 能够掌握森林康养与老年人健康的关系。

『职业素养目标』

实施森林康养操作时应具备责任心。

任务描述

以小组为单位，在学习相关理论后形成小组观点，绘制沐浴森林康养的思维导图，并根据思维导图完成学习成果口头汇报。

相关知识

一、森林康养的基本介绍

森林康养是指依托优质的森林资源，将现代医学和传统中医学有机结合，配备相应的养生休闲及医疗、康体服务设施，在森林里开展以修身养性、调适机能、延缓衰老为目的的森林游憩、度假、疗养、保健、养老等一系列有益身心健康的活动。

森林康养是运用大自然的素材和力量来促进人类的身心健康。日本的上原严指出，森林是由各种生物所组成的生命空间，森林康养的最大特色是让自己置身于这样的生命空间，进行体感疗法。

（一）与森林康养相关的概念

"森林康养"一词从"森林浴"发展而来。19 世纪 40 年代，德国创立了世界上第一个森林浴基地，形成了最初的森林康养概念。森林浴起源于德国的气候疗法、地形疗法和自然健康疗法。法国的空气负离子浴、俄罗斯的芬多精科学和韩国的休养林构想，是由温泉浴、日光浴等衍生出来的名词,英语称为 green shower、forest bath 或 forest therapy。

与森林康养相关的概念包括气候疗法、地形疗法、劳动疗法、温泉疗法、克纳普疗法。

1. 气候疗法

气候疗法是指科学地利用不同特征的气候对人体的有益作用,进行医疗保健和防治疾病的方法。最常见的气候疗法的场地在森林区,气候疗法包括选择适合人体身心健康的居住环境,利用空气、日光或海水对一些疾病进行治疗。日光浴是气候疗法中最常见的一种方式,它不仅给人温暖、促进血液循环,而且可以增强人体对钙和磷的吸收,对佝偻病、类风湿性关节炎、贫血等患者恢复健康具有一定效果。

良好的气候是气候疗法必备的先决条件,需要符合以下 4 个要求:①要有良好的气候,经过科学验证具有疗愈效果;②定期通过相关专业部门检测空气质量;③有良好的休息设施;④重视环境保护。

案 例

富士山静养园位于富士山正西面海拔 700 米左右,是理想的山中疗养地。富士山静养园中的疗养设施包括一条名为"吹矢"的自然步道、一池湖水、一眼山泉、一片自然林及数不清的药草植物。

富士山静养园单次课程的开始时间是 14:00～16:00,结束时间是第二天的 10:00～11:00。这期间,体验者要接受一次自主神经检查和两次"食育"。在森林疗养课程的实施过程中,医疗从业人员会适时提供检测报告。

富士山静养园的课程分为日常课程和可选课程。其中,日常课程包括想通过自然食来调理身心的、通过隐居来重新发现自己的、想改善自然缺失症的、想体验一天"休肠日"或"休心日"的、想调整自主神经的、想体验整合医疗或预防医学的、关心养生的、想从自然中吸收"能量"的、想度过完全放松的一天及远离故土想疗愈身心的人。可选课程包括草木染、森林骑马漫行、北欧执杖行走和制作草本茶 4 项。

（资料来源：林一真，2016. 森林益康：森林疗愈的神奇力量[M]. 台北：心灵工坊文化事业股份有限公司，节选。）

2. 地形疗法

阿岸裕幸教授指出,地形疗法是利用自然的地形来进行运动,可以强化心肺功能和自主神经系统,有助于放松舒压,是治疗疾病和促进健康的有效疗法。

地形疗法通常是在山谷坡地的梯田和高原间的疗养地进行,疗养者从坡度比较和缓的短距离运动开始,然后阶段性地逐渐增加坡度和距离。不同纬度和海拔的森林,会影响森林康养的效果:在高原地区,气压通常较低,光反射会变快,可以促进副交感神经的活动,心理上的不安感也会减少;在坡度和缓的森林步道上,进行适合参与者体力的运动强度,有助于舒压放松和强身。

地形疗法中也包含着运动的效果。成长期的运动可以锻炼体格,壮年期的运动可以锻炼心肺机能和平衡自主神经,而老年期的运动可以防止运动器官衰弱和维持运动反射。

3. 劳动疗法

劳动疗法鼓励人亲自动手维护森林，同步提升森林和人的健康。

日本的上原严运用散步、游玩、伐木、搬运木头、种树、除草、整理步道、挖笋等活动，进行走路、握拿、搬运和发现等简单明确的动作和任务，参与者在散步和劳动中展现出前所未有的喜悦笑容。

案 例

2009 年，日本的京都大学和京都府立医科大学在大阪万博纪念公园做了一期森林疗养实验，实验持续 12 周，受试者是 7 名 60~63 岁的老年人。在实验期间，组织者每周都会安排老年人做一次 5 小时左右的森林疗养活动，活动内容包括森林徒步、五感体验，包括冥想和调整呼吸在内的森林瑜伽，也包括整地、播种、除草、间苗、收获等作业活动在内的园艺疗法。对于每一次森林疗养活动，组织者都用 POMS（profile of mood states，心境状态剖面图）评价受试者的情绪状态变化。整期的森林疗养活动，组织者还抽取了受试者的血液，对比了自然杀伤细胞活性和血液皮质醇浓度的变化。

（资料来源：林一真，2016. 森林益康：森林疗愈的神奇力量[M]. 台北：心灵工坊文化事业股份有限公司，节选。）

4. 温泉疗法

温泉疗法是指以医疗为目的，利用来自地下天然产生的温泉水、天然气体及泥状物质，以及温泉气候等要素开展治疗的方法。利用温泉水的化学和物理综合作用，达到治疗疾病和防治疾病的目的。疗效好的温泉疗养地多位于绿树环绕的环境中，特别是深山或森林中。亚洲人泡温泉时，只把身体泡在热水中并舒展身体，而欧洲人不只泡在水中，还有水中运动、蒸汽浴、泥浴等，所以他们利用温泉周边的自然环境，修建了很多保健设施。

案 例

汤治是指通过温泉水给身体带来的刺激，引导出身体的自愈能力，以调理身体、增进健康的疗法。温泉水刚涌出的时候是无色透明的，但在和空气接触后会因其本身所含的成分产生酸化而使温泉水颜色变红或是变白，成为浊泉。温泉水还有乳白色、茶褐色、鲜绿色、黑色、红色、橘色等。

温泉水的颜色和触感各式各样，所以每种温泉的泉质、疗效也各不相同。

日本的温泉有许多不同的种类，普遍具有改善慢性关节痛、神经痛、肌肉僵硬、慢性消化器官疾病、手脚冰冷、跌打损伤、痔疮等效果。日本人认为，泡温泉对于病后康复、纾解疲劳、促进健康都有帮助。

含有医学上治疗效果的温泉被称为疗养泉。疗养泉根据其主要化学成分的不同，又可分为不同的泉质。除了有不分泉质、每种温泉都适用的一般适应证之外，还有依据泉质类别而不同的适应证。

（资料来源：林一真，2016. 森林益康：森林疗愈的神奇力量[M]. 台北：心灵工坊文化事业股份有限公司，节选。）

5. 克纳普疗法

克纳普疗法的基本理念是患者在大自然中，让身体接受大自然所给予的恩惠，并同时进行疗养，以引导出身体的自愈能力。

（二）森林康养的目标

阿岸裕幸教授根据使用者想达到的目标，将森林康养目标分为以下 3 种。

1）森林保健。森林保健的目的是休养或养生，以消除日常疲劳、舒缓压力、增加生活乐趣为主，通常是一般的健康人士在森林中从事各种运动休闲活动，如爬山、露营等。

2）森林休养。针对已经有轻微身心不适症状的人，由受过专业训练的人员提供舒缓压力、预防疾病的休养。

3）森林治疗。针对患有各种身心疾病的患者或有特殊身心障碍的人，由医生或治疗师提供合适的疗养、照护等。

邹光发等指出，森林康养在促进社会关系和谐融洽和培养生态价值观念上具有一定的心理导向作用。在森林中进行活动，能够拓展个体的交际圈和朋友圈，增强团队合作精神，提高社交能力，有效改善人际关系。

（三）森林康养的疗愈原理

森林康养能够帮助人们调节自主神经和内分泌，提升身体的免疫功能，并能够减轻疼痛感，增强体能。

1）森林的光照、温度等环境因子对人体健康的作用。植物枝叶过滤阳光，阻挡了部分紫外线，森林环境的光照强度适合人们在其中休闲娱乐。森林环境的温度、相对湿度、平均风速等都明显优于城市环境，鸟鸣、溪流等自然声音还给人以美的享受。相关研究认为，这些生态因子对人体健康产生了积极影响。

2）负氧离子对人体健康的作用。森林是产生负氧离子的重要载体，树冠、枝叶尖端放电，以及绿色植物光合作用形成的光电效应会促使空气电解，产生负氧离子。负氧离子被人体吸收后，产生生物效应，能够有效增强人体的心肺功能，减轻高血压、糖尿病等疾病，缓解人体疲劳；同时，还能吸附、沉降空气中的有害微粒，净化空气。

3）植物杀菌素对人体健康的影响。不同的树种分泌的植物杀菌素不同。例如，桧柏分泌的杀菌素可杀死肺结核病菌、伤寒病菌、痢疾病菌等；白杨、白皮松等分泌的杀菌素可杀死空气中流动的病毒及结核杆菌。

4）森林环境对人体心理的影响。森林环境可在一定程度上减少人体肾上腺素的分泌，降低交感神经的兴奋性。舒适宜人的气候可以调节神经系统，改善呼吸系统、循环系统、消化系统等功能，再加上优于城市的声环境、森林植物分泌的芳香化合物、充满野趣的花卉，所以在森林中休憩有助于稳定情绪、缓解压力、消除疲劳。

5）森林食品、森林生态产品对人体健康的影响。森林食品是在优良的森林生态环境下，按照有关技术标准生产的无污染、安全、优质的食用类林产品，包括森林蔬菜、森林药材、森林蜜源等。森林食品高营养、无污染，原料珍贵、纯净，医疗保健功效较高，符合现代人的健康需求。森林生态产品是一种无形的产品，其主要表现形式包括涵养水源、保育土壤、固碳制氧、调节环境等。目前，生态环境已成为经济发展的前提条件及人类生存和发展的物质基础，森林生态产品通过促进生态环境的可持续发展，间接对人类身心健康产生积极作用。

> ### 案 例
>
> 2006年，日本千叶大学宫崎良文教授在对中年高血压患者的研究中发现，进行森林活动可以舒缓自主神经系统的压力反应。
>
> 2009年，近藤照彦等在群马县利根郡川场村对19位平均74岁的老年人做研究，发现森林活动有助于提升人体免疫球蛋白的活性，可以抵抗病毒和细菌的感染，也可以降低血糖。
>
> 2010年，旅日的中国学者李卿博士对16位36～77岁的男士进行研究，让他们分别在周日早晨及下午在东京郊外的森林和树木很少的市区步行2小时。结果发现，在森林中活动后，参与者的血压降低，雄性激素含量增加，血清中的脂联素增加，促进了血糖的稳定，能够有效预防心血管病、糖尿病。
>
> 上原严在研究中指出，在森林中活动后，患有癫痫的参与者发作频率明显减少，对声音不过度恐慌，生活更有规律，异常行为和行动障碍得到改善，基本的生活能力也得到提升。
>
> 成熟的树种或那些在相对较短时间内就能长成的树种会提供一种象征意义的长寿感。2002年，高野、中村和渡边的研究也表明，在树木茂密的环境里生活的人更长寿。
>
> （资料来源：林一真，2016. 森林益康：森林疗愈的神奇力量[M]. 台北：心灵工坊文化事业股份有限公司，节选。）

二、森林康养的策划和实施

（一）适用人群

森林环境会通过降低交感神经活动和增加副交感神经活动来降低血压，对血清脂联素水平和硫酸脱氢表雄酮水平产生有益影响。因此，森林环境可以使人体的血压、血清等指标维持在健康稳定的水平，由此可以促进人体健康。

森林环境有助于降低人体的心率、血压，放松神经系统，并通过增强自然杀伤细胞活性，进而影响人体免疫系统。此外，森林环境能够有效降低人的紧张、困惑、愤怒、焦虑及压抑感，从而减轻压力，改善人的认知能力，促进精神恢复。

一是以中老年慢性疾病（高血压、糖尿病、慢性心力衰竭、冠心病等）患者为研究对象，通过让其在森林环境中短暂地行走或观赏风景，测定森林康养前后疾病的相关指标，探究森林康养用于辅助治疗上述疾病的功效和应用前景；二是以在校大学生、研究生等年轻群体为研究对象，让其在森林环境中短暂地以多种方式进行森林康养，测定森林康养前后的心率、心率变异性、（副）交感神经活性等指标，开展心境状态剖面图（POMS）问卷调查，探究森林康养缓解年轻人压力（就业压力、学习压力、人际交往压力等）和改善情绪的作用；三是以职业、性别划分的特定人群，如以男性飞行员、年轻女性为研究对象，探究森林康养对其身心健康的影响。

（二）开展类型及形式

1）保健型。利用森林资源及环境（氧气、植物精气、阳光、负离子等）改善身体状态、提供养生服务。其开展形式有森林浴、温泉浴、负氧离子保健、植物精气养生、芳香疗法等。

2）康复型。利用森林环境对相关疾病的康复与医疗效果，达到防病、治病和疗养的目的。其开展形式有绿茵疗法、森林养老保健、森林美容美体、心理咨询等。

3）饮食型。合理利用森林的植物资源，根据植物不同的药用价值，合理搭配食物以获得保健养生需求。其开展形式有食疗、茶疗等。

4）运动型。依托森林环境，利用身体的活动来增强体质、减少疾病、促进健康，达到养生的目的。其开展形式有散步、登山、慢跑等。

案　例

日本山形县上山市一年 365 天都有徒步活动，任何人、任何时间都可以参加。组织方根据活动时期变换徒步线路，经常参加的人也不会觉得无趣。赶上周六日，参加者不仅能品尝用当地食材做成的午餐，还能体验稍远一点的线路。这些活动培养了健康的生活方式，当地人开始把运动作为一种习惯。

1）健康步道。组织方利用浅山森林资源，设置了 9 条健康步道。步道均以公民馆为起点，途经居民住所和日常生活场地，参与性非常强。

2）早朝徒步。旅馆街的叶山步道、温泉街的西山步道和中川地区的健康步道，会定期开展早朝徒步。走到眺望台或山顶附近，参加者就可以俯视整个上山市，体验藏王连峰的变化。早朝徒步促进了市民和观光客的交流。

3）街中徒步。这条线路全长约 2 000 米，车辆很少，没有工业污染，徒步走完需要 30~45 分钟。下肢机能低下的老年人通过接触自然风景，在重新认识街区魅力的同时，改善了下肢机能。

4）交流徒步。徒步和森林浴能够缓解压力，在员工心理健康堪忧的当今社会，上山市结合企业的心理健康管理工作，推出了交流徒步计划。按照企业需求策划活动，交流徒步不只是徒步，温泉、营养等健康管理方法也在计划之中。组织者希望通过两天一夜的旅行，为企业员工提供一个增进、维持和恢复健康的机会。

5）文化交流。参加者通过森林的物候变化领悟生命的真理，并在森林文化与环境中养生养性，使生命质量得到提升。其开展形式有八段锦、易筋经、禅修、太极、瑜伽、森林冥想、艺术创作等。

（资料来源：林一真，2016. 森林益康：森林疗愈的神奇力量[M]. 台北：心灵工坊文化事业股份有限公司，节选。）

（三）设计要点与禁忌

森林康养的技术性设计考量要点包括自然疗养地的建置条件，森林环境的规划和管理，步道的设计、设施硬件规划等。老年型森林康养产品更多地偏重于森林养生、健康管理服务和森林辅助康养等。

1. 环境和场所的选择

自然疗养地选择的标准：具有像森林、温泉或海洋等适合疗养的自然环境；拥有良好的气候和景观；设置合适且有特色的设施来满足疗养的目标；有便捷的大众运输工具，但很少有噪声、废气、废水的污染；有良好的饮食和环境卫生管理；能够以科学方法证明康养效果；常驻有医师和治疗师等专门疗养人才；有效地利用疗养地；居民和工作团队具有共识和热情。

1999 年，上原岩主张任何森林都可以服务健康管理。

以"只要生活圈中有森林，就可以好好经营管理和运用"为理念，善于运用公园中的树木、马路边的行道树、校园里的树林，把身心交托给森林，在其中活动或安静冥想，就能恢复生命力。

善用邻近的森林，让生活在当地的人、社区和森林成为生命共同体，三者一起成长，创造一个以生命感动生命、以生命疗愈生命的绿色空间，并根据参与者的身心需要设定康养目标。

案 例

2010 年，在日本政府的推动下，日本环境部和联合国大学高等研究所共同提出"里山倡议"。里山是指环绕在村落周围的山、树木和草原，其位于高山和平原之间，是包含社区、森林和农业的混合区域。"里山倡议"主张要同时关照社会、环境和生产，希望达成人类社会与自然万物和谐共生的理想。整个社区的人合作保护环境，提升经济，但也要维持生物多样性，让今日和未来的居民都可以与大自然共生。

（资料来源：姚忠，辛在军，吴永明，等，2017. 日本里山环境管理模式及对我国新农村建设的启示[J].
生态与农村环境学报（9）：769-774，节选。）

---

2. 适合体弱老年人的森林康养的策划和实施要点

上原岩提醒，每次的森林康养活动都要先考虑参与者的需要和身心状态，订立个别目标，列出想提升的能力，再配合现场状况来进行调整。康养目标可分为以下 4 个方面：①身体能力，涵盖步行、劳动和认知判断能力；②沟通能力，包括会话理解、沟通意愿和意念情感的传达能力；③情绪安定能力，包括减少暴力行为或异常举动，情绪表达更为稳定；④基本生活能力，包括调整生活、控制饮食和自主行为等能力。

在进行活动策划时，要注意在活动中实施走路、握拿、搬运、触动、发觉等简单明确的动作和任务。

活动设计要点如下。

1）目标：提高专注力，提升正向认知。

2）步行里程及步道设置：老年人的步行里程为 2～5 千米，步道的平均坡度不超过 3°，每次所需时间为 0.5～1.5 小时。

3）森林步行的时间：夏天以清晨和傍晚凉爽时最佳，冬天以丽日当空时为宜。

4）防护措施：初次进行森林康养的人，若有不舒服的反应，组织者最好能及时给予支持协助或调整活动内容。

若参与者的精神状态不佳，不要让其单独进行森林康养活动，若参与者坚持要参与活动，陪伴的人要注意森林中隐藏的危险，如是否存在容易成为自杀或害人武器的物品。

3. 失智和偏瘫老年人开展森林康养需增设的条件

为失智老年人设计的森林康养路线要特别简单明了，不要让参与者有太多复杂的选择，以免引起挫折感或恐慌。

洗手台、饮水机等设备的高度尽量方便坐轮椅、拄拐杖的偏瘫老年人使用。

在步道上，可以把文化元素低调整合进来，如有内涵的图腾、有神圣意义的植物、本地居民的生活用品等，可以用这些元素帮助失智老年人唤起童年或早期的回忆，增加生活的乐趣。

以芳香、无毒、健康的原则来种植有当地特色的植物。

可以设置坡度较大的登山步道、眺望步道，坡度适中的滨水步道，坡度较小的环形步道、植物景观欣赏步道等。

森林康养线路坡度要求在 5° 以下，步道宽度要求为 1.5～2 米。线路两侧 5 米范围内的灌木和藤本植物要清理干净，使其产生通视效果，保证参加者的安全。

活动组织者、参与者和陪同人员都要事先了解哪些路段适合活动，并且有人同行。对于失智的参与者，最好选择简单且容易走回原点的路线。

案 例

日本长野县南佐久郡北相木村的诊所所长松桥和彦医师鼓励村里的老年人回到从前生活或工作的森林，通过回忆往事来增强生命力。当年轻时代的记忆被唤醒以后，老年人的表情变得生动了，话多了起来，大家围坐在一起，诉说生命中光辉和黯淡的岁月。每周一次的森林劳动成了老年人期待的快乐时光。身体灵便的老年人负责整理树木，失智的老年人帮忙捡拾或修剪树枝，拄拐杖和坐轮椅的老年人也来了，他们悠闲地散步和聊天说话。医护人员谦虚地聆听老年人的人生经验，老年人和医护人员交换了角色。这种森林怀旧活动可以预防或减缓高龄老年人的失智和失能。

在设计活动时应考虑"选择正确的空间"，这一概念涉及自然拥有治愈性和疗养性资源，并要求注意选择特定空间所涉及的本质意义和象征性意义。

在选择空间时，工作人员必须考虑以下问题。

1）参与者处理不确定性能达到什么程度？

2）什么不确定性措施会刺激他们开发灵活性和创造性，而不会产生焦虑或失控感？

3）这个空间应该有多大？是开放式的还是封闭式的？

4）理想的生态和文化氛围应该是怎样的？

5）这个空间一年四季的环境是什么样的？

6）这个空间最佳观看日出或日落的位置在哪里？

（资料来源：上原岩，2013. 乐活之森：森林疗法的多元应用[M]. 姚巧梅，译.
台北：张老师文化事业股份有限公司，节选。）

（四）效果评估

上原岩认为，森林康养的成效主要取决于 4 个因素：森林环境、森林活动的设计、参与者身心状态、森林康养活动和目标的一致性。

任务实施

1. 请根据任务描述中的要求，按以下步骤完成沐浴森林康养思维导图。

1）按照 4~6 人为一组进行分组，小组讨论，确定至少 5 个沐浴森林康养的关键词。

2）根据本任务中提供的信息找出支撑内容与数据。

3）设计思维导图分级结构及样式。

4）完成沐浴森林康养思维导图的绘制。

2. 在下面的空白处绘制沐浴森林康养思维导图，并进行具体内容的介绍。

任务评价

教师根据每个小组任务的完成情况，参照评价项目及各项完成情况由高至低分别在表 1-9 的 A、B、C 选项下面打 "√"。

表 1-9　沐浴森林康养思维导图评价表

评价内容		评价等级		
		A（满意）	B（合格）	C（不满意）
沐浴森林康养思维导图	关键词数量 5 个及以上，并含有概念、发展、作用、设计、评估等			
	核心主题"森林康养"与关键词层级分明			
	内容充实、表述清晰，能够体现本节课的主要学习成果： 1. 与森林康养相关的概念 2. 森林康养的目标 3. 森林康养的疗愈原理 4. 森林康养的设计步骤及实施要点			
	布局、结构合理			
	文字、色彩、线条搭配得当			
	口头表述清晰、逻辑鲜明			
	思维导图设计或口头表达有创新点			
自我总结				

延展阅读

奥多摩町的森林康养菜单

奥多摩町是少数几个隶属于东京都行政范围内的森林康养基地，作为城市周边发展森林康养的案例，奥多摩町的经营模式和业态具有一定的借鉴价值。

1. 有向导的森林漫步

作为最基本的森林康养课程，奥多摩町独立认定的森林康养疗养师为访客提供向导服务。在森林漫步途中，访客可以体验当地独创的森林草本茶和手工甜点，充分利用五感来度过森林漫步时光。

2. 北欧式健走

北欧式健走就是使用两根登山杖的徒步行走，它原本是瑞典滑雪运动员的夏季训练方法。与正常只用双腿行走不同，借助手杖行走，不仅能有效活动全身，而且能有效减少膝关节损伤。

3. 伸展运动

在森林疗养师的指导下，访客根据个人不同的身体状况，有针对性地做一些身体调整运动。在森林中做伸展运动，更能有效缓解身心紧张，消除压力。

4. 森林瑜伽

森林环境有利于提高访客的注意力，所以在森林中做瑜伽更容易获得舒适感和解放感，如果能够与自然融为一体，那就是瑜伽练习的最高层次。

5. 自然食

在奥多摩町，访客可以体验古老的荞麦面制作方法，为自己做一碗荞麦面，吃起来别有一番风味。除了荞麦面之外，访客还可以在自然食教室制作和品尝用其他本地食材制作的料理。

6. 木工制作

访客一边触摸着温润的木材，感受着木材的香气，一边设计制作自己中意的小物件，就像在梦境中一样，忘记了时光的流逝。

7. 芳香按摩

在芳香疗法师的指导下，访客可以根据自己的喜好调配一瓶精油（essential oil），享受基于自己调配精油的芳香按摩。

8. 草木染

访客可以利用植物自身的色彩和轮廓，制作一条草木染的手帕。

9. 自然手工

访客可以利用天然的素材，编织一个花环。

10. 农业体验

奥多摩町有很多果园，访客在那里可以采摘蓝莓，也可以自制果酱。

11. 观星

空气清新的奥多摩町，夜晚的星空非常漂亮。在森林疗养步道中有观星广场，访客可以躺下来数数满天的繁星，也可以请专业向导解说星座知识。

12. 观察萤火虫

如果是在特定季节，在奥多摩町还能看到萤火虫，萤火虫梦幻般的飞行轨迹，会让访客兴奋不已。

13. 温泉浴

奥多摩町有 4 处露天温泉，访客可以一边泡温泉，一边欣赏多摩川的清流和森林。

14. 溪流垂钓

奥多摩町还有多处垂钓场地，溪流垂钓让访客更懂得把握时机。

（资料来源：林一真，2016. 森林益康：森林疗愈的神奇力量[M]. 台北：心灵工坊文化事业股份有限公司，节选。）

任务四　享受植物手工疗愈

任务目标

『知识目标』

1. 了解植物手工疗愈的概念。
2. 熟悉植物手工疗愈的作用。

『技能目标』

1. 能够掌握植物手工疗愈的设计步骤及实施要点。
2. 能够掌握植物手工疗愈与老年人健康的关系。

『职业素养目标』

实施植物手工疗愈操作时应具备耐心与细心。

任务描述

以小组为单位，在学习相关理论后形成小组观点，绘制享受植物手工疗愈的思维导图，并根据思维导图完成学习成果口头汇报。

相关知识

一、植物手工疗愈的基本介绍

（一）植物手工疗愈的概念

在康复过程中，园艺治疗师借助植物这一媒介，设计并实施一系列康复训练，称为植物手工疗愈。植物手工疗愈以园艺疗法的观点和理论为基础，在实施中采用作业疗法的操作步骤和方法。

（二）植物手工疗愈的作用

1. 锻炼手指的灵活度，提升大脑的思维速度

在植物手工疗愈过程中，通过园艺活动过程和植物刺激，可以锻炼手指的灵活度，增强注意力、记忆力、想象力、形象思维和抽象思维能力，提升创造力，消除疲劳、减轻精神负担、缓解紧张情绪，提高大脑的思维速度。

2. 让参与者从艺术创作中获得自信心、满足感和成就感

植物手工疗愈属于设计类的园艺疗法课程，它让参与者从自己的艺术创作中获得自信心、满足感和成就感的同时，也培养了他们的审美能力、想象力和创造力。

对于能力高的老年人而言，植物手工疗愈属于一种有创意激发的设计活动，有助于脑部活化，获得高度的成就感。

3. 激发参与者的兴趣，增加安全感

植物手工疗愈是以团体小组的形式进行的。在团体小组中，成员之间相互影响，增加了安全感，让参与者的兴趣不断高涨。需要注意的是，在课程设计时，若安排两个或两个以上的人共同完成一幅作品的创作，需慎重考虑团队中每个人的性格是否匹配，不然会影响团队中其中一方的创作兴趣。

4. 可以增加参与者的社会互动并强化认知

在植物手工疗愈过程中，通过植物刺激，不仅有助于参与者回忆昔日生活的点点滴滴，而且可以提升社交能力，还可以推动参与者从植物中体会生命和思考人生，把获得的人生经验带给身边的人，传承生命的意义。例如，亲手制作 DIY 手工作品作为馈赠亲朋好友的礼品，对于提升人际关系具有很好的效果。

5. 可以促进参与者的心灵成长

植物作为手工疗愈的素材，具有生命循环性，有利于进行生命探索。从个人层面来说，可达到镜子效应；从群体层面来说，可达到涟漪效应。在植物手工疗愈过程中，参与者可以学习如何面对问题和解决问题，正确看待失败，从而促进心灵成长。

6. 让参与者掌握技能，持续获益

植物手工疗愈过程就是将植物的生命做了延续，制作成精美艺术品的活动，如压花、花艺都是延续性的活动设计。

通过参加植物手工疗愈，参与者无须园艺治疗师的辅助，仍可运用已学习到的技能，在生活中持续与植物互动，从中获得利益。

案 例

某养老院的社工设计了表 1-10 所示的植物手工疗愈课程。

表 1-10　植物手工疗愈课程

节次	课程名称	简单介绍
第一节	个人名牌	用落叶制作个人名牌
第二节	艾草香包	用艾草制作香包
第三节	剑山插草说主题	用花园中的杂草或不起眼的植物，制作一个插花作品，并讲述自己的故事
第四节	压花书签制作	用干花植物制作一个书签
第五节	迷你花园	选择生活中常见的葱、韭菜、薄荷、芫荽、芹菜等，以组为单位，共同制作一个迷你花园
第六节	成果发布会	用照片回顾前五节的课程，并展示自己的全部作品，一起品尝用自己种的薄荷泡制的薄荷茶饮

在植物手工疗愈课程中，前五节课程的目标是借由团体游戏增加彼此认识，用落叶、艾草、杂草等植物唤起过往经验，锻炼手指的灵活度，并发挥个人创意；分享看到落叶、艾草、杂草等植物时的心情，交流心得体会，增加彼此间的互动；唤起老年人过去的经验，刺激老年人的味觉、视觉、听觉、嗅觉、触觉；让老年人自己制作作品，增加其成就感。

二、植物手工疗愈的疗愈原理

（一）适用人群

植物手工疗愈适用于所有老年人，但应根据不同老年人的情况，将活动的侧重点和具体目标进行相应调整。

（二）疗愈原理

1. 取材方便，易于满足

植物手工疗愈非药物治疗，容易被人们所接受；取材方便，安全无威胁性，很容易让人满足并感受到快乐。

2. 作品的象征意义，成为日常生活中正向的提醒

参与植物手工疗愈的老年人，其制作的作品可以自己保留，放置在自己的房间，能让他们联想到在自己的生命和生活中发生的事，成为正向的提醒。

3. 接触新事物，"活到老，学到老"

参与植物手工疗愈的老年人，无论以前是否有过园艺经验，但对于他们来说，这都是一项新技能。与植物接触的形式不仅局限于种植，还可以利用植物制作出美丽的艺术品，

只要愿意学习，不分年龄大小，都可以学会，让参与者明白"活到老，学到老"这一道理。

（三）开展形式

室内植物手工疗愈活动有制作植物拼图、进行花艺设计、制作压花系列艺术作品、制作叶拓系列艺术作品、制作香囊、制作花器、制作干燥花等。

户外植物手工疗愈活动有制作庭院雕塑、制作稻草人、制作景观小品等。

依据开展的形式，植物手工疗愈可分为以下 6 种类型。

1. 压花篇

压花的每一个细节都充满了自然的灵气，融合了创作者的巧妙构思，作品创作背后的人情味更是独一无二的迷人之处。

压花不仅能让鲜花短暂的美丽长驻人间，而且将植物天然的形态、自然的色泽、奇妙的纹理、巧妙的组合等自然的美恒久地定格在压花艺术作品中，演绎一种特别的意境和韵味，令人赏心悦目。

压花就是将自然界的奇花异草融入人们的生活空间，让人们能够更好地认识大自然，亲近大自然，进而保护大自然，让人们在爱花、惜花之余，能在冬天见到春花，夏日看到冬草。

2. 装饰花瓶篇

老年人的作品被摆设在公共场所，常被称赞和肯定，不仅能增加老年人的自我效能感，而且能增加老年人在养老院的认同感与归属感。

在制作过程中，老年人能通过大胆的想象和迁移已有的装饰经验，设计出自己喜欢的装饰花瓶。

制作装饰花瓶时，可以选择生活中常见的塑料瓶、玻璃瓶、铁罐等，让参与者合理利用生活中的废旧材料来美化生活，能够增强参与者的环保意识。

3. 花艺篇

花艺设计过程可以挖掘参与者丰富多彩的设计思路，让参与者有更高的精神境界与审美标准。参与者根据工作人员准备的素材，通过花艺设计诉说自己的人生经历和人生感悟。花艺设计能够呈现出参与者的专研精神与动手能力，以及不断推陈出新的创新能力。

4. 叶拓篇

每个生命（甚至是一些落叶），都有其用途。在制作过程中，参与者秉持"简单就是美"的理念，用落叶简简单单地拼凑出图案，或是用落叶拓印出美丽造型，让自己很有成就感，也具有延续记忆与生命的美好意义。

通过叶拓，参与者可感悟到：生命中不要太复杂，若拼凑太多，只会使图案更混乱，失去中心点，应选择放手，学会取舍。

5. 香草篇

不同的气味，代表着不同的情感和不同的记忆。在香草的栽种和艺术作品的制作过程中，可以锻炼手部的精细动作。在香草艺术品的制作过程中，很多技能与日常生活密切相关，且多有同伴间互动与合作，成品又可享用，可带给参与者强烈的满足感和成就感。

6. 迷你花园篇

迷你花园的设计可以圆人们的美丽家园梦。制作迷你花园的过程可以提供给参与者放空的空间，让其心灵沉淀，专注此刻，享受当下，利用植物的色、香、味及制成品带来的满足感，达到舒缓减压的效果。在制作迷你花园的过程中，运用生命特性与深层意义，引导参与者从植物身上得到启发。

案 例

生命回顾由精神科医生罗伯特·巴特勒于 1963 年提出，通过让人回顾过往的生活经历，继而重新整理、分析及评价过往的历程，在旧我中寻找新的自我，重塑生命的意义，最后完成自我生命的统合。

在迷你花园栽种的过程中，参与者肢体的灵活度得到了训练和刺激，促进了感官知觉的发展。

植物的历程与人生相似，都必须经历幼年期、青春期、中年期、老年期，最后结束一生。通过园艺种植，参与者不仅可以了解生命的历程与意义，而且可以回顾自己的人生，更深刻地了解生命的意义。

（四）植物手工疗愈的设计要点及实施步骤

1. 开展植物手工疗愈活动时应考虑的因素

（1）避免或降低接触致敏源的可能性

在具体操作过程中，参与者可能会接触花粉、金属等致敏源，工作人员需要在评估阶段，向参与者或其家属了解个人用药情况和过敏史。活动策划时，应避免或降低接触致敏源的可能性，如有些精神安定类的药物，易让服用者因接触阳光而晒伤，在活动策划时应缩短在户外的时间，以确保安全。

（2）正确放置工具

在教授参与者正确使用工具时，也要提醒参与者在放置剪刀、镊子等工具时，不要将锋利的部位朝上，以免误伤自己或同伴。

（3）正确选择素材

应尽量选择易维护且易收集的具有本土化特点的植物；在选择可食用类植物时，建议发掘其保健功能，激发参与者的兴趣和主动性。

2. 开展植物手工疗愈活动的要点

1）可开展与过去有联结、与日常生活有关的产品。

2）可增加怀旧因素，提升老年人对生活的满意度。

3）可开发与嗅觉、味觉有关的产品，让老年人享受美味的蔬菜、水果。

4）可进行循序渐进的难度设计，提高参与者的参与意愿，提高追求进阶的积极性，进而鼓励与接纳自己，增强自信心。

3. 植物手工疗愈的策划和实施要点

植物手工疗愈活动属于设计型的体验，需要大量使用思考、决策、执行能力，故在进行活动设计和准备时，应提供充分的提示，必要时将复杂的步骤分解，促进参与者独立完成任务，让他们享受成就感。例如，在进行花艺设计活动中，应提供花材修剪高度的指示线、在花茎上贴上颜色指示、标示剪裁位置，或者工作人员可预先将花材修剪至合适高度。

工作人员需根据参与者的认知程度、手眼协调能力，在操作时对步骤进行调整。触感或手眼协调能力差的老年人，宜选取不易碎裂、大花瓣的花，以减少操作过程中花朵碎裂或损毁的情况。

在实施植物手工疗愈的过程中，工作人员需要引导参与者正视自己的弱点，不要给自己太大的压力。

在进行植物手工疗愈活动策划时，其侧重目标是重塑照顾的意义和让参与者探索生死的意义，把死亡当作生命中很自然的一部分，并能自我调适，以减轻对死亡的焦虑，懂得活在当下。

知识水平对于个人创作的兴趣影响不大，每个参与者的作品中都体现了个人需要及喜好，且都有一个美丽的故事诠释了他们的作品。

4. 开展植物手工疗愈活动的自然条件

植物手工疗愈的重要素材是植物，用自己种植的植物作为手工创意作品的素材，不仅可以节约成本，而且可以让参与者更清晰地观察植物的生命历程。但是，不同植物对水分、空气、泥土和阳光的需求度都不一样，所以园艺治疗师需要掌握参与者的家居环境或养老院的环境，如日照、栽种空间等，选择最合适的植物。这样，才能让参与者体验植物手工疗愈的效果更具持久性。

植物手工疗愈活动的自然条件评估的因素包括种植的空间，日照时长，空气流通程度，浇水方式，净化空气的需求度，个人的种植喜好、种植经验及过敏史等。

5. 植物手工疗愈活动的评估

植物手工疗愈活动的评估内容分为参与者信息和需求、活动效果（分为前测和后测）的评估。

植物手工疗愈活动采用的评估方法有观察法、访谈法等。

⚙ **案 例**

迷你花园居家种植环境评估

您好！迷你花园涉及居家植物照顾，在进行植物素材选择时，我们想了解一下您的家居环境，以便提供更适合的设计。

一、请选择迷你花园放置的空间

☐天台、花园、露台　　　　　☐花槽、窗台
☐有可固定或悬挂花盆的位置，如挂钩
☐室内，如客厅、办公桌　　　☐其他（请注明）

二、所放置空间的环境因素

1. 日照度：☐全日照（每日8小时左右）　　☐半日照（每日4小时左右）
　　　　　　☐无日照
2. 阳光照射方式：☐直射　　☐反射
3. 病虫害防治需求：☐需要　　☐不需要
4. 空气流通程度：每日开窗约　　　小时
5. 浇水工具：☐花洒　　☐喷壶　　☐定期喷灌系统　　☐其他
6. 净化空气的需求度：☐除尘　　☐降低二氧化碳含量
　　　　　　　　　　☐清除挥发性有机污染物　　☐其他

三、个人种植喜好

☐种植活动　　☐花艺活动　　☐创意景观设计　　☐常绿植物
☐开花植物　　☐芳香植物　　☐多肉植物　　　　☐蔬菜
☐土壤栽种　　☐水培　　　　☐其他

四、种植经验

☐我是种植高手，家中养了很多花
☐经常会种一些花，但养几个月就死了，但我依然会继续种植
☐我不擅长种花
☐我从不种花

五、过敏史

☐曾有花粉过敏史　　☐食用鸡蛋过敏　　☐食用海鲜过敏
☐正在服用精神安定类药物　　☐不曾有过任何过敏症状

6. 开展植物手工疗愈活动的原则

在进行植物手工疗愈活动设计时，应以量入为出为原则，根据财力、人力及空间需求，计算可循环再利用资源、消耗品的次序，来降低植物维护及人力成本投入。

小预算、大效果，如表 1-11 所示。

表 1-11 小预算、大效果

活动名称	减少开支策略	减少收纳与维护策略
香草花束	购买耐储存及价格相宜的品种，如勿忘我、满天星、狗尾巴草等干燥后不易凋谢的植物	自然条件下可风干，并能长期保持原形及香味
干花制作	在花园中种植适合制作干花材料的植物，如波斯菊、龙船花、石竹、绣球花；到野外采集一些适合制作干花的材料，如狗尾巴草、青葙、蜡蝶菊	波斯菊、龙船花、石竹、绣球花等植物的花期长，容易种植、种植维护成本低；到野外采集的花，可降低干花材料成本
剑山插草	利用从花园或野外采集的花草，制作一个美丽的插花作品，可以降低购买鲜花的成本。例如，花园中种植的藤状茉莉、百香果的藤都是很好的素材	来自野外和花园中的花草，不需要花太多精力即可得到。另外，剑山和容器可重复使用
苔藓球制作	在南方多雨季节，阴暗潮湿的水边或墙角，都会自然生成大量的苔藓，不需要花钱即可采集到	后期维持只需保持足够的水分即可。苔藓具有保湿土壤的功能，可延长盆栽浇水的间隔时间
花草茶饮	在自家花园种植可食用的花和香草植物，不仅方便食用、成本低，而且生态环保。例如，茉莉花、薄荷、罗勒、迷迭香、柠檬草等	罗勒、柠檬草等植物易种植，所需空间小，维护成本低
艾草香囊	在野外采集或在自家花园种植艾草	艾草容易种植，繁殖能力强，采集方便，不需要太多成本
迷你花园	选择生活中常见的葱、韭菜、薄荷、芫荽、芹菜，取材方便、成本低，易被大家接受。迷你花园中的装饰物，既可以是老年人在手工课上的作品，也可以是从家中带来的自己喜爱的物品，还可以是旅游时带回来的纪念品	因平时可用作日常饮食中，参与者的种植积极性高，后期维持度高，疗愈效果持久性强。装饰物是自制或自己喜爱的物品，在后期维护中可寻回快乐的记忆

任务实施

1. 请根据任务描述中的要求，按以下步骤完成享受植物手工疗愈的思维导图。

1）按照 4～6 人为一组进行分组，小组讨论，确定至少 5 个享受植物手工疗愈的关键词。

2）根据本任务中提供的信息找出支撑内容与数据。

3）设计思维导图分级结构及样式。

4）完成享受植物手工疗愈思维导图的绘制。

2. 在下面的空白处绘制享受植物手工疗愈的思维导图，并进行具体内容的介绍。

[ ]

任务评价

教师根据每个小组任务的完成情况，参照评价项目及各项完成情况由高至低分别在表1-12的A、B、C选项下面打"√"。

表1-12　享受植物手工疗愈思维导图评价表

评价内容		评价等级		
		A（满意）	B（合格）	C（不满意）
享受植物手工疗愈思维导图	关键词数量5个及以上，并含有概念、发展、作用、设计、评估等			
	核心主题"植物手工疗愈"与关键词层级分明			
	内容充实、表述清晰，能够体现本节课的主要学习成果： 1. 植物手工疗愈的概念 2. 植物手工疗愈的作用 3. 植物手工疗愈的设计步骤及实施要点			
	布局、结构合理			
	文字、色彩、线条搭配得当			
	口头表述清晰、逻辑鲜明			
	思维导图设计或口头表达有创新点			
自我总结				

延展阅读

作 业 疗 法

作业疗法（occupational therapy，OT）是一门通过作业活动促进身心健康的疗法。在作业疗法中，作业活动不是简单地指某一工种，而是指占据一个人的时间且对其生活赋予意义的所有活动。因此，作业活动既是作业疗法的治疗手段，又是作业疗法康复的目标。

作业疗法的主要目标是帮助因躯体、精神疾病或发育障碍等造成的暂时或永久性残疾者最大限度地改善与提高自理、工作及休闲娱乐等日常生活活动能力，提高其生活质量，使其回归家庭与社会。作业疗法治疗师通过运用有目的、经过选择的作业活动作为主要治疗手段，应用辅助技术或改造环境来实现这一目标。

以作业活动作为重获健康和功能的重要途径，特别是用于精神疾病方面的治疗已有几百年的历史，但作业疗法作为一种正式的职业，则始于1917年美国作业疗法促进会的成立。1917年，美国人第一次以行业协会的方式明确提出将有意义的活动或职业作为一种重要的治疗工具应用到疾病的恢复或残疾的康复中的概念。

在作业疗法的发展初期，作业疗法以医院为中心开展治疗工作，仅为长期住院病人提供治疗服务。然而今天，由于早产儿、慢性疾病发病率剧增，以及人们对生活方式、职业与身心健康之间关系的认知度提高，作业疗法在社会各个领域得以普及，用来满足社会发展的需要。

传统作业疗法的工作内容包括如下几个方面。

1）功能性作业疗法是为了改善和预防躯体功能障碍而进行的治疗活动，包括关节活动度训练、精细动作训练、肌力增强训练、感觉训练等。各项训练均通过设计和选择相应的作业活动让患者去完成，在完成的过程中达到提高功能的治疗目的。

2）心理性作业疗法是指作业疗法治疗师根据患者异常心理状态的不同阶段，设计相应的作业活动来帮助患者摆脱愤怒、抑郁、失望等不安状态，向心理适应期过渡，对患者的心理进行支持性训练。

3）日常生活活动能力训练。在进行评定的基础上，确定有哪些动作（活动）患者不能独立完成和需要多少帮助，制订训练目标和计划。

4）自助具、矫形器的制作与应用。根据患者障碍的程度和日常生活能力训练的结果，为了代偿丧失的功能、提高日常生活能力水平，作业疗法治疗师应设计制作适合患者使用的自助具、矫形器等，如用热塑板材制作的手夹板。

5）职业前的作业疗法。当患者结束医学康复的训练后，应回归社会或到职业康复中心学习掌握适合身体条件的技能。在此阶段，作业疗法治疗师应对患者的躯体功能、精神状态、障碍种类及程度、日常生活能力水平、学习能力，以及可能从事的专业进行全面的评价和测试训练，并认真记录评价结果，最后介绍给职业康复中心或职业介绍所。

 项目总结

本项目首先对针对老年人实施的园艺疗法进行了介绍，然后按照植物栽培疗愈、森林康养、植物手工疗愈的顺序，具体介绍了每种疗法的原理、适用人群、设计步骤及实施要点。

园艺疗法是一门集园艺学、医学和心理学等知识为一体的治疗方法。亲近大自然是人的本能，植物天然的疗愈功能，能够帮助老年人从大自然中获得心理慰藉，改善生活品质，摆脱消极情绪，达到延年益寿的目的。

老来不是终点站，亲近自然百忧解；设计园艺增活力，生活和谐乐无边。

项目二

音 乐 疗 法

项目介绍

　　音乐作为一种人类心理活动的产物，是人的内心世界与物质世界的表现，借由感情的表达和寄托，起到调节情绪、改善身体机能的作用。在日常生活中，许多人都以听音乐作为情绪自我保健的方法之一。科学研究表明，当人们听到优美悦耳的音乐时，神经系统、心脑血管系统、内分泌系统等功能会得到改善，分泌有利于身体健康的活性物质。近年来，越来越多的医务工作者运用不同的音乐形式来干预疾病，其在疾病预防、治疗等方面起到了积极作用，如降低血压、减轻疼痛、缓解紧张情绪等。音乐疗法利用音乐的特性，带给被实施者身心上的刺激，进而增近人与人之间的关系并起到安定情绪、愉悦心情的作用。另外，音乐疗法能使运动感觉和智能方面得到改善，使被实施者的身心有更好的改变，让生活变得多姿多彩。

任务一 认识音乐疗法

任务目标

『知识目标』

1. 了解音乐疗法的概念。
2. 理解音乐疗法的作用。
3. 掌握音乐疗法的实施过程。

『技能目标』

1. 掌握音乐疗法的辅具。
2. 能够描述音乐疗法的实施过程。

『职业素养目标』

1. 具有同理心。
2. 内化为老年人服务的独特价值观。
3. 具备尊重和接纳老年人的社工理念。

任务描述

　　王奶奶，75岁，生活能够自理，退休前是心理咨询师，平时喜欢听音乐和参加歌唱活动，并擅长演奏小提琴。某日，王奶奶坐在床边用右手取热水瓶向杯子里倒开水时，不慎将开水溅在左手手背上，导致 I 度烫伤。因左手手背发红，王奶奶不愿意外出参加活动。社工组织邀请王奶奶到社区活动中心参加音乐治疗活动，激发了王奶奶的活动兴趣，提高了她参与活动的积极性。

　　请收集音乐疗法的相关资料（包括文本、图片、视频等），参考相关文献著作，制作图文并茂的音乐疗法 PPT，向王奶奶介绍音乐疗法的相关知识，使王奶奶对音乐疗法的理论和实践情况有初步认识。

相关知识

一、音乐疗法的概念、类型

1. 音乐疗法的概念

　　音乐影响着人们的情感和行为，能够使血液循环等发生变化，可以在一定程度上缓解精神上的疲劳，使人放松，引导人们进入睡眠状态。同时，音乐能够唤起回忆，延缓大脑衰老，丰富人们的生活内容，能够提高注意力和记忆力，启迪心智，拓展形象思维，促进语言发展，提高工作效率，陶冶人们的心灵。许多心理学家和音乐疗法专家依托音乐的这些有益作用，发明了音乐疗法。音乐疗法在心理学上被称为感情移入。人们最常用的应对负面情绪的策略是转移、安慰和排出。

作为音乐疗法的核心要素，音乐是实施音乐疗法活动的灵魂。随着医疗技术的发展，音乐疗法已经被大众广泛认知和接受。

现代音乐疗法是以音乐活动作为治疗的媒介，促进个体身心健康的一种自然保健疗法。音乐疗法可以采取个性化、个别化治疗，也可以采取团体治疗。

音乐疗法，又称为音乐治疗，集音乐、医学、物理学和心理学为一体，由于其边缘性、交叉性，以及世界各地的文化差异，音乐治疗有着多种定义。欧洲音乐治疗专家斯·萨地认为：音乐治疗，即用音乐对疾病的医治、缓解或刺激。美国著名音乐治疗学家、美国音乐治疗协会前主席布鲁西亚对"音乐治疗"的定义广受国外学者的认同，他在《音乐治疗定义》一书中指出：音乐治疗是一个系统的干预过程，在这个过程中，治疗师利用音乐体验的各种形式，以及在治疗过程中发展起来的作为治疗动力的治疗关系来帮助被帮助者达到健康的目的。我国音乐治疗学者张鸿懿（1999）对音乐治疗的定义是：音乐治疗以心理治疗理论和方法为基础，运用音乐特有的生理、心理效应，使求治者在音乐治疗师的共同参与下，通过各种专门设计的音乐行为，经历音乐体验，达到消除心理障碍，恢复或增进心理健康的目的。

2. 音乐疗法的类型

目前，音乐疗法大致可分为 3 种类型，即接受式音乐治疗、参与式音乐治疗和即兴演奏式音乐治疗。接受式音乐治疗，又称为聆听式音乐治疗，主要是通过聆听特定的音乐以调整人们的身心，达到祛病健身的目的。此方法运用较为普遍，包括超觉静坐法、聆听讨论法、音乐想象法 3 种。参与式音乐治疗，又称为再创造式音乐治疗，强调参与者的参与性，指导人们主动参加音乐活动，积极配合治疗过程。即兴演奏式音乐治疗是指人们在不需要任何学习的前提下使用简单的打击乐器与音乐治疗师一起演奏各种节奏。此方法在老年团体中使用较为广泛。

二、音乐疗法的辅具

音乐疗法活动一般在音乐教室或活动室开展，室内布置应以温馨舒适的暖色调装饰为主。实施音乐疗法活动时，应光线明亮、空气清新、环境安静、温湿度适宜。室内地面平坦、防滑，必要时需设置无障碍设施。内部配备音乐播放设备、耳机等，并准备各种曲风的音乐素材，如民歌、古典音乐、交响乐、流行音乐、戏曲、器乐等。按照不同节奏、曲风进行分类，面向不同情绪状况人群应选择不同类型的音乐，体现音乐疗法的个性化、人性化和多元化。

音乐疗法中所运用的辅具是确保音乐疗法顺利实施的基本条件。了解并掌握音乐疗法中常用的乐器、音乐的种类和功能，是作为一个音乐治疗师必不可少的训练内容。

音乐治疗过程中，乐器的使用不强调个人演奏技巧，应多鼓励参与者即兴演奏。乐器不仅是音乐治疗师和参与者建立关系的重要媒介，也是参与者在活动过程中表达心声，以及治疗师用于了解参与者和开展相关音乐治疗活动的主要工具。在乐器的选择上，一般以参与者的兴趣和喜好为主。团体音乐疗法的部分辅具，如图 2-1 所示。

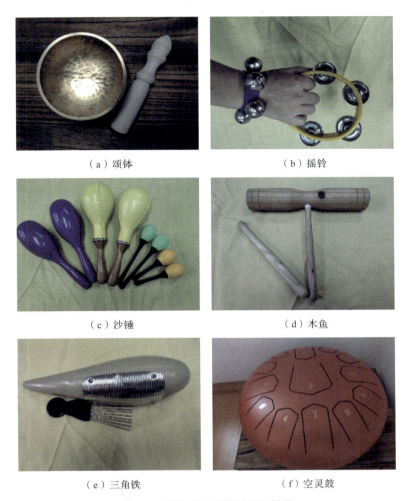

（a）颂钵   （b）摇铃

（c）沙锤   （d）木鱼

（e）三角铁   （f）空灵鼓

图 2-1 团体音乐疗法的部分辅具

老年人团体音乐疗法活动选取的音乐类型以民族音乐（如《茉莉花》）、钢琴曲（如《土耳其进行曲》）及轻型打击乐（如《森林的打铁屋》《桂河大桥》）为主，配合手摇铃、响板、木槌、木鱼、沙锤、铃鼓、三角铁、大鼓、铜镲、彩色丝巾、气球伞等辅具。根据乐器的性能与使用范围，目前音乐疗法使用的乐器主要分为打击乐器、旋律乐器、奥尔夫乐器、变形乐器、自制乐器和身体乐器 6 类。在音乐治疗师和护理人员的指导协助下，老年人跟随音乐的旋律和节奏来活动身体。

三、音乐疗法的作用

音乐的美，是一种潜移默化的美，音乐通过各种因素（如音色、节奏、旋律等）营造一种情绪、情感，以此来让参与者自我了解，提高情绪智力。音乐疗法可以增强语言能力，刺激长时间记忆，增强短时间记忆，具备缓解紧张情绪的作用。利用不同乐曲的音乐特性、肢体活动设计、乐器选择及团体互动设计等，可以呈现的活动是相当多元化的，在运动性、认知性、艺术性、娱乐性、社交性等不同方面都有不同的强弱效果表现。

由针对不同对象设计的音乐引导，发挥音乐的特性，配合身体动作，让心与心之间能够互相回应，让参与者生活得更舒适、舒心。经过实践，音乐疗法对失能、失智、独居老人，产生了非常显著的效果。

1. 音乐疗法在神经系统疾病中的应用

精神分裂症是一种常见的神经系统疾病，音乐疗法能改善大脑功能，调节精神分裂症患者的情绪状态，减轻精神亢奋症状，改善睡眠状况，放松心情，可作为调整精神分裂症患者情绪和治疗失眠的临床治疗方法。

焦虑和抑郁症是亚健康的心理状态。除了目前采用的抗抑郁药、抗精神病药治疗方法外，音乐疗法在该类疾病上也发挥了关键作用，在一定程度上有减轻抑郁症状的作用。音乐疗法能改善心理状态，影响大脑皮质的功能，促进多巴胺的产生和释放，增强自信心，进而改善患者的抑郁情绪。

音乐疗法可以激发阿尔茨海默病患者的注意力，帮助患者恢复记忆。

2. 音乐疗法在心血管病中的应用

心血管系统由自主神经控制，主要由交感神经和副交感神经支配。音乐疗法能够降低收缩压、舒张压、心率。高血压是一种常见的心血管病，在我国的发病率呈逐年上升趋势，严重影响患者的生活满意度和生活质量。目前除了服药降压外，音乐疗法对该病也起到了很好的缓解效果。音乐疗法可以减少单纯使用降压药物导致的不良反应，降低患者对药物的依赖性。

3. 音乐疗法在消化系统疾病中的应用

人体的胃肠道每天都会有节律地蠕动，并且刺激胃液及各种消化酶的分泌，从而促进食物的消化和吸收。胃肠运动功能紊乱，会出现恶心、呕吐、不消化、厌食等异常症状。音乐疗法在某种程度上可以增强胃肠蠕动，抑制或减弱恶心、呕吐等异常症状。

4. 音乐疗法在癌症中的应用

癌细胞侵蚀人体，使患者的身心严重受损，影响生活质量。目前，治疗癌症的方法主要是手术治疗、放疗、化疗等。作为辅助方法，音乐疗法可以缓解患者的疼痛症状，减少临床药物的使用，有效改善患者的生活质量。音乐疗法能兴奋或抑制神经细胞，通过神经体液的调节来提高人体的免疫功能。

四、常见的音乐疗法曲目

在音乐疗法中，如何选择合适的曲目是治疗中的一个关键环节，很多关于音乐治疗的著作、文章都提出了具体的理论。例如，根据参与者的病情、心理状况、教育背景、性格、兴趣及欣赏能力等因素，合理选择不同的乐曲。中医理论中提出了音乐阴阳理论、五行施乐、辨证施乐的原理。另外，还有以音乐为主体，把音乐的医学功能进行具体的分类，如缓解忧郁的乐曲、振奋精神的乐曲、舒心理气的乐曲、缓解疲劳的乐曲、镇静安神的乐曲、宁心催眠的乐曲等。

众多的选曲理论，都有其合理之处，但是也要结合临床的实际情况进行选曲。下面结合实践经验和相关的音乐疗法处方，介绍一些常见的曲目供参考使用。

1. 针对心情不安、思绪紊乱或胃肠功能失调患者的音乐疗法曲目

《春江花月夜》《平沙落雁》《渔舟唱晚》《梅花三弄》等民族乐曲。《浏阳河》《洪湖水浪打浪》《夏日最后的玫瑰》《可爱的家》等歌曲。《致爱丽丝》（贝多芬）、《圣母颂》（舒伯特）、《B 小调弥撒曲》（巴赫）、《花之圆舞曲》（胡桃夹子组曲）、《天鹅湖选曲》（柴可夫斯基）、《欢乐颂》（贝多芬）等。

2. 针对焦虑、夜难入寐或高血压患者的音乐疗法曲目

古琴曲《流水》，古筝曲《风入松》，二胡曲《汉宫秋月》《二泉映月》《烛影摇红》《阳关三叠》等民族乐曲。《军港之夜》《草原之夜》《花非花》《渔光曲》，以及《夜莺》（俄罗斯民歌）等歌曲。《摇篮曲》（勃拉姆斯）、《月光曲》（贝多芬）、《梦幻曲》（舒曼）、《小夜曲》（舒伯特）、《仲夏夜之梦》（门德尔松）、《悲怆交响曲（第一乐章）》（柴可夫斯基）、《自新大陆交响曲（第二乐章）》（德沃夏克）等。

3. 针对精神抑郁、低沉寡欢或神经衰弱患者的音乐疗法曲目

《小开门》《光明行》《彩云追月》《娱乐升平》等民族乐曲。《回娘家》《大路歌》《游击队歌》《红色娘子军连歌》《我们的生活充满阳光》《小杜鹃》《快乐的人们》《快乐的风》等歌曲。《春之声圆舞曲》《G 大调弦乐小夜曲》《卡门序曲》《维也纳森林的故事》《命运交响曲》《田园交响曲》等。

任务实施

1）制作音乐疗法 PPT 目录。
2）收集音乐疗法相关资料（包括文本、图片、视频等）。
3）制作图文并茂的音乐疗法 PPT。
4）分组讲解音乐疗法的基础知识。
5）讨论音乐疗法的实践意义。

任务评价

表 2-1 为认识音乐疗法任务评价表。

表 2-1　认识音乐疗法任务评价表

序号	评价项目	评价标准	比例/%
1	前期评估	评估参与者的情况，包括个人病史、健康状况、肢体活动度、生活习惯、情绪、喜好特点、活动参与意愿等	10
2	方案选择	根据评估的结果确定治疗的重点、难点，确定音乐元素在治疗中充当的角色（主导或是辅助），确定音乐治疗的方法（包括根据评估结果选择适节奏和风格的曲目）。治疗师应注重与参与者之间的关系与配合	20

续表

序号	评价项目	评价标准	比例/%
3	氛围营造	环境布置舒适温馨,令人感到轻松愉悦	20
4	活动过程	分发辅具,选择合适的曲目。活动过程中尊重且不必勉强参与者。注意观察参与者的反应,依据现场情况及时调整,并给予适当协助	30
5	记录反馈	在活动结束后与参与者交流活动感受,询问是否有需要调整的地方,并将参与者反馈的问题及时记录,根据参与者意愿进行适当调整	10
6	总体评价	参与者积极参与活动,能够与治疗师建立信任友好的关系	10

延展阅读

认识冥想疗法

在养老机构或社区中开展音乐疗法联合冥想疗法,对于防治疾病、改善身体功能等方面有着显著的效果。研究结果显示,冥想疗法可降低患脑卒中、心脏病,甚至死亡的概率。

在开展冥想疗法时,组织者可为老年人播放节奏舒缓、悠扬的轻音乐,运用画面优美的自然风光图片对老年人进行引导。首先,请老年人闭上眼睛、深呼吸,放松全身的肌肉。其次,用画面优美的自然风光图片,如山林图片,引导老年人想象自己在清晨幽静的林间小路上,悠闲地散步,沐浴着阳光,感受着柔和的光线,聆听着悦耳的鸟鸣声;如草原图片,引导老年人想象自己在绿油油的草原上散步,在盛开的花丛中,抬头望着蔚蓝的天空、朵朵的白云,感受微风的抚摸,嗅着淡淡的花香和草香;如大海图片,引导老年人想象自己坐在沙滩上,眼前是一望无际的大海,波光粼粼,看到飞翔的海鸥在天空自由地翱翔。最后,请老年人慢慢活动身体,深呼吸,睁开眼睛。

面向养老机构或社区中的老年人开展音乐疗法联合冥想疗法,可以显著改善和提高老年人的生活质量,非常具有推广价值,惠及更多的老年人。

任务二　感受接受式音乐疗法

任务目标

『知识目标』

1. 了解接受式音乐疗法的概念。
2. 理解接受式音乐疗法的作用。
3. 掌握接受式音乐疗法的方法。

『技能目标』

1. 识别接受式音乐疗法的特点。
2. 能够描述接受式音乐疗法的实施过程。

3. 运用接受式音乐疗法的理念，帮助老年人进行心理疏导。

『职业素养目标』

1. 学会陪伴老年人。
2. 内化为老年人服务的独特价值观。
3. 具备尊重和接纳老年人的社工理念。

任务描述

李奶奶，72 岁，患有高血压，生活能够自理。李奶奶退休前是音乐教师，平时喜欢听古典音乐，参加社区的合唱团活动，并担任指挥。某月，李奶奶与家人因琐事发生争执，导致血压升高，经住院治疗好转后回家。家人因担心李奶奶的身体，不同意她外出活动，李奶奶基本上每天待在家里，沉默寡言。社区的社工了解李奶奶的情况后，与她的家人进行沟通，取得家人同意后，邀请李奶奶到社区活动中心参加音乐治疗活动。李奶奶的活动参与度很高，心情也逐渐开朗起来。

请收集接受式音乐疗法的相关资料（包括文本、图片、视频、音乐等），参考相关文献著作，制作接受式音乐疗法 PPT，要求图文并茂，向李奶奶介绍接受式音乐疗法的相关知识，使李奶奶对接受式音乐疗法的理念、效果有初步了解。

相关知识

一、接受式音乐疗法的概念及特点

接受式音乐疗法（receptive music therapy），又称为聆听式音乐治疗，是指在治疗师的指导下，参与者通过聆听经过筛选的特定音乐，以调节自己的身心状况，达到祛病健身的目的。

接受式音乐疗法的治疗手段是以参与者的身心状况为中心，结合参与者的健康状况、情绪变化、性格、爱好、职业等具体情况制订治疗方案，选择合适的音乐进行干预。这些音乐可以是即兴表演的，也可以是事先编制完成的，乐曲的风格不限。在治疗师的干预下，参与者通过聆听音乐进行心理活动，调整自己的心理形成暗示，逐步改变治疗前的身心不良状态。

参与者在聆听音乐、欣赏音乐、感受音乐的过程中，通过音乐的旋律、音色、节奏、和声等因素影响其神经系统，达到促进健康和治疗疾病的作用，如调节心情、调节血压、促进消化功能、提高社会参与度等。此方法运用普遍，既适合于个体治疗，也适合于集体治疗。研究表明，参与者在聆听积极向上的音乐时，大脑深层会分泌多巴胺等物质，促进大脑的情感和认知活动，调节人体内分泌的平衡。

二、接受式音乐疗法的方法

1. 聆听音乐

治疗师为参与者选择合适的音乐进行聆听，引发其身心的共鸣，以达到减轻疼痛或

缓解紧张情绪的作用。在聆听音乐的过程中，治疗师鼓励和引导参与者放空自己，用心体会自己的内心世界。治疗师要清楚参与者的想法和问题所在，为治疗奠定基础；参与者在积极聆听音乐的过程中要集中注意力，跟着音乐的节奏和表达的意境，充分进行自我认识，重新认识丰富的世界。聆听音乐的关键是治疗师能够根据不同参与者的性格特征选择合适的音乐，帮助参与者正确合理地认识自己的心理状态。

2. 歌曲讨论

聆听完音乐后，参与者与治疗师或小组成员之间进行交流，如进行歌词、节奏等的讨论，讨论音乐所蕴含的意义，使参与者识别自身不合理的思维和行为。活动的开展以尊重参与者本人的意愿为原则，体现个性化的选择、个性化的决定和个性化的行为。通过歌曲讨论，促进参与者之间的互动和情感的分享，安定情绪、促进沟通，让生活更有意义。通过歌曲讨论，治疗师可以根据参与者分享的内容，准确地做出总结，帮助他们认识自身的不良状态，达到治疗的目的。

除了进行歌曲讨论之外，还可以进行音乐欣赏，通过欣赏不同类型的音乐，激发参与者对音乐的兴趣，并可开展相关讨论。

3. 音乐回忆

音乐回忆既适合于集体治疗，也适合于个人治疗。在集体治疗中运用音乐回忆，可以唤起同一代人在音乐中回忆往昔的美好，互相倾诉往事，表达各自的情感。通过音乐回忆，不仅可以激发参与者表达自己的想法，而且有助于拉近参与者之间的距离，促进关系的融洽。实施音乐回忆的前提是熟悉参与者的实际情况，了解其情感需求和个人喜好等。例如，对于生活在战争年代参加过革命的老兵，《十送红军》《义勇军进行曲》等曲目能够唤起他们的回忆，激发出他们的自豪感。

4. 音乐想象

参与者通过参与接受式音乐疗法，回想以前的事情，引发其主动表达的欲望，具有放松及舒缓情绪的效果。通常在音乐开始之前，治疗师会运用一些方法让参与者安静和放松，音乐开始后治疗师不再继续与参与者交谈，为其创造安静、舒适、温馨的环境。参与者可以通过音乐想象，重温他们美好的生活体验。

5. 音乐引导想象

音乐引导想象（guided imagery and music，GIM）是一种针对性较强的个体治疗方法，分为准备、进入、建立、目的、安慰与回归6个阶段。GIM是目前音乐心理治疗领域中复杂且强有力的方法之一，应由获得专门执照的治疗师实施。GIM首先通过音乐治疗师选择的音乐作为背景，然后使用语言引导参与者进入放松、催眠、与治疗目的相关的想象体验中，最后由治疗师引导参与者逐渐回到现实中进行讨论。参与者要有足够积极的治疗愿望和动机、拥有较为强大的自我承受能力，以及具备持续稳定的接受治疗的时间。音乐引导想象一般适用于心理障碍患者。

三、接受式音乐疗法在脑卒中后抑郁老年人中的实施

脑卒中，又称为脑血管意外或中风，是指急性脑循环障碍迅速导致局限性或弥漫性脑功能损伤的临床事件。其临床表现分为两种：①缺血性脑卒中；②出血性脑卒中。脑卒中具有高致残率、高死亡率、高复发率的特点，大多数患者预后不佳。脑卒中除了会使患者产生躯体功能障碍之外，还会导致其社会参与度降低等心理问题。脑卒中后抑郁（post-stroke depression，PSD）不仅影响患者的生活自理能力，降低其生活质量，同时也影响患者的心情，会使其出现情绪低落、兴趣丧失等现象，部分患者还会有自杀的倾向。研究表明，将音乐疗法与药物治疗相互配合，对于治疗精神分裂症、抑郁症、焦虑症等有明显效果，在一定程度上可以提高患者的生活自理能力。

利用音乐刺激患者脑部特定部位，如伏隔核、中脑腹侧被盖区及下丘脑，能够促进患者心理状况的改变，激发其正常的行为，改善其精神状态，提高其生活质量，促进其功能恢复。

正如元代名医朱丹溪（本名朱震亨，号丹溪先生）所言："乐者，亦为药也。"清代学者吴尚先也认为："七情之为病也，看花解闷，听曲消愁，有胜于服药者也。"自古代，音乐疗法已经广泛应用于抑郁症或伴有抑郁情绪患者的辅助治疗，属于自然疗法。

音乐疗法可以通过和谐共振、生理及细胞分子等途径，影响患者的心率、呼吸、脑电波、肾上腺等，从而起到改善患者抑郁状态或抑郁情绪的作用。目前，我国的养老服务提供 3 种主要模式："居家为基础、社区为依托、机构为补充"，如何发挥家庭、社区和机构的力量，为老年人美好的晚年生活提供专业而多元的服务成为社会关注的焦点。

音乐疗法对脑卒中后抑郁老年人的身心机能发展和抑郁情绪的缓解有着积极的促进作用。通过在脑卒中后抑郁老年人中引入音乐照顾活动，不仅可以有效地改善老年人的机体功能，还可以丰富老年人的精神文化生活，从而缓解抑郁状态或抑郁情绪，提高日常生活自理能力，唤起其积极情绪。此外，音乐疗法的开展有利于拉近老年人之间、老年人与治疗师之间的距离，改善医护人员与老年人之间的关系，有利于常规治疗和护理措施的开展，进一步提高老年人的社会参与度和自我效能感，增强后期康复的依从性和自信心，提高老年人的生活质量。此方法具有易于接受、便于推广、经济适用的特点，不受时间、空间、场地的限制，且效果明显，正越来越广泛地应用于养老机构和社区中。

在医生、心理治疗师的指导下，音乐治疗师根据脑卒中后抑郁老年人的具体情况，选取内容健康、歌词简单、节奏明朗、旋律舒缓、声音悦耳的音乐，组成音乐治疗处方库。个人音乐照顾处方曲目可以根据老年人的身体情况、肢体活动度和情绪状况来进行个性化制订，如情绪激动、不安的老年人选择节奏舒缓柔和的曲目，如《天鹅湖选曲》（柴可夫斯基）、《小夜曲》（舒伯特）、班得瑞系列；失眠多梦的老年人选择优美抒情的曲目，如《春江花月夜》《二泉映月》《梦幻曲》《摇篮曲》《梅花三弄》等；情绪低落的老年人选择节奏欢快活泼的曲目，如《彩云追月》《多瑙河之波》《春之声圆舞曲》《卡门序曲》等。

音乐可以给人们带来正性认知，优美动听、舒缓柔和的音乐可以引导参与者进入心旷神怡的意境。心境是一种认知反应，情绪会对人的认知体系产生影响。音乐疗法利用对抑郁情绪的治疗作用进而从某种程度上改变认知评价，有助于个体对外界进行正性认知和正性评价，进而有益于优化心境。

案 例

内心的安全感是一个人能够正常生活的首要条件，而生活中的伤害事件一旦发生，首先就破坏了当事人的安全感。伤害事件包括地震、洪水、火灾、交通事故等意外事件，或者暴力、虐待、抢劫、恐吓等人为性的伤害事件。当事人可能长时间，甚至终身生活在恐惧、紧张、焦虑和痛苦的情绪中不能自拔，即使明明知道伤害或危险已经过去，自己已经处于安全的环境中，但依然能感到危险随时都会再次降临到自己头上。因此，建立内在的安全感是心理治疗的一个非常重要的目标。

具体做法是：首先请参与者进行 10~15 分钟的肌肉放松训练（若参与者的情绪不稳定，可以考虑减少放松训练的时间至 3~5 分钟，甚至可以不做放松训练）。然后播放预先选择好的音乐，同时给参与者如下的指导语："现在，让我们想象一下，在这个世界上，有一个你心目中最安全、最舒服和最美的地方。它可以是地球上的任何一个地方，也可以在一个陌生的星球上。这个地方只属于你一个人，没有任何其他人可以进入。如果你一个人在这个地方感到孤独的话，可以带去一些你喜欢的东西或小动物陪伴你。"（静默 10 秒）之后，开始询问参与者："请告诉我，你心中的这个安全美好的地方是什么样子的？"当参与者开始描述一个场景之后，治疗师询问："这个地方的气温是不是很舒服？"如果不是，建议对方调整一下气温。如果对方说有点冷，治疗师可以说："想象一下，太阳出来了，照在你的身上，你的身体越来越暖和了。"如果对方说有些热，治疗师可以说："想象一下，现在一阵阵清凉的风吹过来，吹在你的身上……怎么样，舒服了吗？"直到参与者感到舒服为止。

接下来，询问参与者一些问题，如：你看见了什么？你听见了什么？你闻到了什么？你的皮肤感到了什么？你的肌肉有什么感觉？呼吸怎么样？

任务实施

1）制作接受式音乐疗法 PPT 目录。
2）收集接受式音乐疗法的相关资料（包括文本、图片、视频等）。
3）制作思路清晰、内容丰富的接受式音乐疗法 PPT。
4）分组讲解接受式音乐疗法的基础知识。
5）讨论接受式音乐疗法的实践意义及应用效果。

任务评价

表 2-2 为感受接受式音乐疗法任务评价表。

表 2-2 感受接受式音乐疗法任务评价表

序号	评价项目	评价标准	比例/%
1	前期评估	评估参与者的情况，包括个人病史、健康情况、肢体活动度、生活习惯、情绪、喜好特点、活动参与意愿等	10
2	方案选择	根据评估的结果确定重点、难点及关注点，确定音乐元素在治疗中充当的角色（主导或是辅助），确定音乐治疗的方法（包括根据评估结果选择合适的节奏和风格的曲目）。治疗师应注重与参与者之间的关系与配合	20
3	氛围营造	环境布置舒适温馨，令人感到轻松愉悦	20
4	活动过程	根据结合评估的结果和治疗方案分发合适的辅具，辅具要求轻便、易于持握。活动过程中尊重且不必勉强参与者。注意观察参与者的反应，依据现场情况及时调整，并给予适当协助	30
5	记录反馈	在活动结束后与参与者、照护人员交流活动感受，询问是否有需要调整的地方，并将参与者反馈的问题及时记录，根据参与者的意愿进行适当调整	10
6	总体评价	参与者积极参与活动，能够与治疗师建立信任友好的关系	10

📖 **延展阅读**

认识放松疗法

放松疗法（relaxation therapy）是认知行为疗法的一种，也是心理干预的手段之一，借助人体自身的意念来进行适当的调节和调理，主要用于减轻亚健康人群的身心功能紊乱症状，降低其心理或生理的唤醒水平，具体方法包括认知或冥想放松法、腹式呼吸放松法、渐进式肌肉放松法、生物反馈放松训练、催眠、想象训练等。放松疗法的特点是操作简单，经济实惠，不受时间、设备、场地的限制，并且具有双向调节效果，便于推广。

放松疗法的要求：①环境安静整洁，温湿度适宜，光线柔和，周围无杂音，避免干扰。②参与者在接受放松疗法前排空大小便，脱去外衣，若衣领领口较紧可解开，适当松开腰带。在放松疗法的过程中，参与者应集中注意力，排除杂念，遵循引导者的引导语进行放松。③集体训练与个别训练相结合，每日在固定的时间进行放松训练。训练时间一般以 30 分钟为宜，训练后应遵医嘱服药。

生物反馈放松训练是一种由生物反馈技术和放松疗法相结合的物理疗法。该疗法借助生物反馈仪让参与者指导并学会有意识地调整和控制自身的身体机能活动，调节神经系统、呼吸系统、循环系统及内分泌系统，改善睡眠，纠正各种生理功能紊乱，恢复机体平衡，达到身心放松的状态，从而更有效、更迅速地改善不良情绪和躯体症状。有文献研究表明，抗焦虑药物，如氟哌噻吨美利曲辛片联合肌电生物反馈放松训练，可以有效治疗背部疼痛伴焦虑的患者；生物反馈放松训练对老年原发性高血压与老年 2 糖尿病有一定的治疗效果，具体方法是选用生物反馈仪对高血压治疗组和糖尿病治疗组患者进行治疗，患者在指导语的引导下循序渐进地进行放松，每次 25 分钟，每周 2 次，一共实施 8 次。与传统的放松训练相比，生物反馈放松训练有着更加直观、清晰、实时的图像信息，可以让参与者及时了解自己放松的进度、效果，进一步刺激大脑产生正向反馈，有利于提高放松的效果。

面向养老机构或社区中的老年人开展音乐疗法联合放松疗法，可以显著改善老年人的睡眠质量，缓解焦虑症状，有效提高老年人的生活质量。

（资料来源：作者根据相关资料整理改编。）

任务三　领略参与式音乐疗法

任务目标

『知识目标』

1. 了解参与式音乐疗法的概念。
2. 理解参与式音乐疗法的分类。
3. 掌握参与式音乐疗法的注意事项。

『技能目标』

1. 能够描述参与式音乐疗法的实施过程。
2. 运用参与式音乐疗法的理念，帮助老年人识别不良情绪。

『职业素养目标』

1. 具有同理心。
2. 内化为老年人服务的独特价值观。
3. 具备尊重和接纳老年人的社工理念。

任务描述

张奶奶，80岁，丧偶，退休前为小学语文教师，会弹钢琴，有一个儿子，自己独居。张奶奶患有高血压，每日吃非洛地平缓释片等降压药。最近，张奶奶记忆力下降明显，有时会忘记自己在做饭，开着煤气灶就出门，出门后却不记得自己为什么要出门。儿子一家工作繁忙无暇顾及她，又非常担心发生意外，出于安全考虑将张奶奶送到养老院。入住后，张奶奶待在房间不愿意与其他老年人一起参加活动。医护人员通过和她沟通，发现张奶奶因儿子不能照顾她，情绪低落及焦虑，有失落感，没有按时服用降压药。他们邀请张奶奶参加音乐疗法活动，并在活动过程中让其弹钢琴，当张奶奶与年轻志愿者一起弹奏《茉莉花》时，脸上露出微笑。渐渐地，张奶奶愿意走出房间，参加团体活动。

请收集参与式音乐疗法的相关资料（包括文本、图片、视频等），参考相关文献著作，制作参与式音乐疗法 PPT，要求图文并茂，向张奶奶介绍参与式音乐疗法的相关知识，使张奶奶对音乐疗法的理论和实践情况有初步认识。

相关知识

一、参与式音乐疗法的概念及特点

参与式音乐疗法（recreative music therapy）是建立在神经认知及心理学基础上的，由治疗师与参与者共同创造音乐的过程，所以又称为再创造式音乐疗法。参与者如果具有一定的艺术修养，则治疗效果会更好。

参与式音乐疗法多数采用治疗师与参与者合作的方式，不仅让参与者倾听音乐，还引导参与者主动积极地参与音乐活动，积极配合治疗过程，以得到行为和心理的改善。例如，通过拍手、唱歌、跳舞、敲打击乐器（如击鼓等）、吹弹乐器（弹琴、吹笛子等）、吹口哨等主动参与形式，不仅可以改善参与者的心肺功能，还可以在活动过程中及时发现和解决参与者的某些心理问题。在创作的过程中，治疗师要善于发现和鼓励参与者，并将音乐节奏与参与者的呼吸速度和节奏相匹配，通过节奏的变化来调整其呼吸的快慢和深浅。

参与式音乐疗法的组织形式可以是治疗师与参与者一对一组合，也可以是参与者与治疗组的一人或者多人组合，或者是参与者一边弹奏一边演唱自己喜欢的歌曲。

对于心情低落的参与者，治疗师可以在治疗开始前播放一些反映参与者当时心境的音乐，然后逐渐过渡并加入不同风格的音乐来慢慢引导参与者。当参与者将旋律创作出来后，治疗师通过观察参与者活动中的反应来发现和了解其当时的心情及状况。以"节奏节拍练习法"为例，通过节奏练习可以发现：有的参与者节奏或行为过于迟缓，会有目光呆滞、情感淡漠的表现，其可能有抑郁症倾向；而有的参与者节奏和行为过于急促，常伴有激动不安、情绪亢奋的表现，其可能有狂躁症的倾向。参与式音乐疗法可以在一定程度上协助参与者建立健康的心理节奏，并让这种节奏充满活力，这是参与式音乐疗法最重要和显著的特点。此外，针对儿童学习困难和各种身心障碍的音乐治疗也属于这一范畴。

惠勒认为，音乐治疗活动的开展实际上可以看作是治疗师通过严格有序的组织设计来抑制治疗对象的内部冲动，以促进个体的社会适应性行为的方法，而不是探索个体的本能和内部冲动的治疗方法。参与式音乐疗法的目的是促进个体对自己情感世界的了解，宣泄不良情绪或解决潜在内心矛盾和潜意识的矛盾冲突。在老年人群体中实施参与式音乐疗法的目的在于控制老年人体内的不良情绪，引导他们用音乐的形式宣泄出来，提升其晚年的生活品质。

参与式音乐疗法活动中的振动、声音和音乐可以促进参与者放松，有助于减少焦虑和压力水平，一个多模式的方法治疗关系中的声音和振动对一个人的幸福感和获得感有着直接的影响。总之，音乐治疗是一种基于关系和经验的治疗方法，它不像药物可以减轻不良症状，而是一种将具体实践嵌入个人的整个身体行动中，符合整体护理的理念，能够在一个不断变化的过程中对个人的需求做出及时的反应。

二、参与式音乐疗法的分类

治疗师要运用相关的专业知识对音乐作品进行深入分析，如音乐的曲式结构、主题、旋律、配器、和声、节奏及作曲者的创作方法、创作背景等，然后在治疗过程中引导参与者积极参与治疗过程。具体的方法有工娱疗法、参与性音乐疗法、创造性音乐疗法、击鼓疗法、吹弹疗法、歌唱疗法等。参与者能够主动参与音乐活动并主动配合治疗师，在音乐旋律、节奏和意境中唤醒自身的内在感受和情绪，逐步了解并意识到自己存在的有碍身心发展的问题，从而减轻病情，利于康复。

1. 工娱疗法

工娱疗法是由治疗师与参与者共同参与的音乐活动，运用音乐的娱乐功能，引导参与者在演唱或演奏过程中表达自己的情感并获得愉悦的心情，以促进治疗师与参与者及参与者之间的相互交流，改善参与者的情绪状态和睡眠状况，并有效改善人际关系，提高参与者的社会交往能力。目前，工娱疗法主要用于康复期的患者及精神病患者。工娱疗法的活动内容一般包括手工制作、文娱活动、体力劳动等，活动内容应由医务人员按病情进行专业的选择。

2. 参与性音乐疗法

参与性音乐疗法主要适用于慢性精神分裂症患者，旨在激发参与者自身的活力与情感的宣泄，具体方法包括乐曲练习、节奏练习、旋律发展练习、乐器演奏等。

3. 创造性音乐疗法

创造性音乐疗法是一种基于诺多夫·罗宾斯理论和方法的个性化、交互式治疗方法，其特点是运用声音、乐器进行表达，激发或促进参与者表达内心的情感。创造行为可以有效地帮助参与者放松身心，在治疗师的引导下进行创作过程，参与者更能够专心于治疗过程，集中注意力来思考问题。本疗法主要针对有身心困扰的儿童，儿童在治疗师创造的音乐活动中主动与治疗师进行音乐交流，利用器乐演奏来建立与治疗师之间的互动，通常为治疗师用钢琴进行即兴演奏或用声音即兴引导，儿童以敲鼓进行回应。从生理状态的变化方面来看，老年人与儿童有着某些相似的身心特点，也可在老年人群体中运用创造性音乐疗法来达到治疗的目的。

4. 击鼓疗法

在音乐疗法的实施过程中，鼓是一种较受欢迎的乐器，即使没有乐器演奏经验的人也能够在带动者的引导下很快地掌握击鼓的要领。鼓，不仅可以用手或鼓杵敲击发出声音，而且能够与人的呼吸、心率产生共振而具有治疗功能。这种疗法有助于减轻压力、改善免疫系统，并使情绪得到表达。因为节奏乐器所需的思维处理很少，并能影响大脑的运动神经中枢，患者大多能对节奏提示做出反应。

瑞克·豪尔表示，击鼓疗法让患者再次参与现实生活，这培养了某种沟通方式，节奏乐器可以改善认知功能。看到阿尔茨海默病晚期患者能重新参与现实生活中，简直令人难以置信，这具有里程碑式的意义。集体性的击鼓活动也能打破阿尔茨海默病和孤独症患者的封闭思维方式。塔美诺表示，给他们一个鼓，然后和他们一起击鼓。我发现，这是与那些通常对周围人和环境视而不见的患者进行互动的一种新方式。比特曼表示，他看到击鼓疗法让不少阿尔茨海默病患者和孤独症孩子受益。看到这些，从某种意义上来说思想与外界隔绝的人们开始互动，真是令人兴奋，他们的互动不仅限于一起击鼓，还对提示做出反应，如果有一个人击出一个节奏，其他所有人都会跟上。

5. 吹弹疗法

吹弹疗法是把音乐、心理和机体锻炼有机结合起来，从而增强人体抵抗力和活力，以达到预防和治疗疾病的目的。吹奏可以锻炼呼吸，增加肺活量，提高肺功能，对哮喘、气管炎等呼吸系统疾病起到防治作用，如吹笛子、口琴、小喇叭等乐器；弹奏可以使平时不常用的左手得到锻炼，提升司管左肢运动的右脑功能，进而提高右脑的音乐、颜色辨认、想象、形象思维、构思等功能，使左、右脑更加协调平衡。这不仅有助于智力的开发，而且可以增强大脑神经功能活动，对神经系统疾病有很好的治疗作用。例如，拉手风琴、弹奏钢琴、拉二胡或敲击其他乐器。吹弹疗法经济实用，便于推广。图 2-2 为老年人在吹奏。

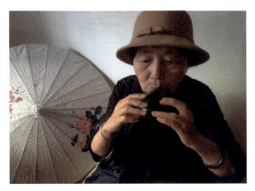

图 2-2　老年人在吹奏

6. 歌唱疗法

歌唱疗法是集动脑、动心、动身为一体的实用且简便易行的康复治疗方法。歌唱不仅可以锻炼心肺功能、促进新陈代谢、增强消化和心脏功能，而且可以使人心情愉快，精神振奋。唱歌时，心脏搏动、肺部伸缩、胃肠蠕动及自主神经活动会产生共鸣，引起生理和心理状态的改变，可使体内各器官功能得到改善。歌唱疗法是先让参与者做一些简单的肢体活动练习，然后逐渐加入歌唱和发音练习，以缓解精神紧张，改善焦虑不安的情绪。据国外有关资料，歌唱疗法既适用于各种有障碍的群体和适应证，又适用于老年患者的治疗。

三、参与式音乐疗法在不同群体中的实施

1. 在精神分裂症患者中的实施

参与式音乐疗法是精神分裂症患者康复治疗的一种辅助治疗方法，尤其是在长期住院治疗患者的治疗中较为适用，有利于稳定患者的精神状态，提高治疗的信心。

实施方法：①治疗时间以1小时为宜，考虑到患者的精神状态，建议安排在上午。②治疗师应为患者熟悉的医护人员，减少患者的恐惧感和抵触情绪。治疗师应提前掌握精神科的理论知识和技术技能，尤其是治疗过程中的禁忌事项，提前了解患者的情绪状态、疾病进程等相关信息。③治疗师需首先与患者建立相互信任的治疗关系，可以通过座谈、茶吧等方式消除患者的顾虑和担忧，使其积极参与治疗过程，培养康复的信心。④结合精神分裂症患者的特点，采取形式多样的治疗内容和形式，如音乐欣赏、音乐舞蹈、音乐表演、音乐游戏、音乐绘画、音乐书法等，使其遵医嘱进行循序渐进、持之以恒的训练，并在过程中做好安全保护和给予适当的鼓励，根据患者的反应实时调整治疗方案。

精神分裂症患者往往表现为症状各异的综合征，涉及感知觉、思维、情感和行为等方面的障碍。部分患者在疾病过程中会出现认知功能损害，病程一般迁延，呈反复发作、加重或恶化，最终出现精神残疾，但有的患者经过治疗后可保持痊愈或基本痊愈状态。音乐体验是一个连续的过程，我们相信每一种音乐都是有价值的声音体验。因此，可发挥音乐的特性，根据参与式音乐治疗的原理，鼓励患者积极参与音乐治疗的过程，极大地激发患者的参与热情和内在情绪，提高其康复的自信心。参与式音乐疗法尤其对于精神分裂症患者的情绪、主动性和兴趣方面的障碍有着积极的康复作用。

2. 在患有认知损害老年人中的实施

一位白发苍苍的老爷爷天天嚷着要去找妈妈；一位老奶奶把所有贵重首饰包好裹在腰间，却愤怒指责别人偷了她的首饰……听到这些，有人也许觉得这些老年人不正常，或故意为之。其实不然，在那个时刻，老年人的感情是真挚的，行为是执着的，只是他们失去了记忆，患上了认知损害。有越来越多的证据表明，音乐不仅能改善创伤性脑损伤、中风等情况下的认知功能，还能减轻压力、焦虑，减少皮质醇的产生。

近年来，与认知损害相关的问题越来越受到社会的重视。多数患者并未得到专业诊断和支持，其中老年人占绝大多数，为这个群体的老年人提供专业的照护是机构和家庭所面临的困境。经过多年的探索和实践，音乐疗法对患有轻、中度认知损害老年人的情绪安抚、人际交往、认知能力的维持具有一定的效果。因此，可发挥音乐的特性让患有轻、中度认知损害的老年人放松心情，跟着音乐节拍活动身体。

治疗形式：对于患有认知损害的老年人，可开展团体参与式音乐疗法。团体参与式音乐疗法是在一个主带动者（由治疗师担任）的引导下，指导团队所有参与者共同进行的音乐治疗活动，通过音乐活动使所有参与者与治疗师之间形成多层次互动关系。在团体的氛围中，大家分享思想、感受和理念，相互之间容易产生共鸣，其治疗效果优于个体治疗。

患有认知损害的老年人和其他老年人有很多不同之处，面对这样一个群体的老年人，我们在实施音乐治疗活动时应遵循"评估—选曲—治疗过程—评价"的步骤。

第一步：评估。评估的方法主要是观察法和使用身心智能反馈治疗仪。评估内容包括身体状态、情绪及有无异常行为。身体状态的评估主要是观察老年人身体有无中风，四肢活动能力有无受限。情绪的评估主要是观察老年人情绪是否稳定，有无异常行为。使用身心智能反馈治疗仪可评估老年人的生理指标状态、情绪控制效果、生命体征，如血压、心跳等变化。

第二步：选曲。患有认知损害的老年人有注意力易分散、兴趣易转移的特点，我们的选曲原则是时间短、节奏欢快、动作简单、易于互动，即使中断也容易继续。使用的辅具应轻便、不带棱角且易于持握。

第三步：治疗过程。邀请患有认知损害的老年人参加音乐治疗活动时，要遵从尊重、接纳、顺从的原则，为其营造温馨舒适的环境，在情绪稳定后方可开展活动。在与老年人沟通取得其配合之后，先对其进行评估。请老年人坐在舒适的身心智能反馈沙发上，实时传输老年人的血压、脉搏等生理指标，实现实时动态监测其在音乐照护活动中的生理指标状态及变化。

音乐治疗活动以自愿参加为主，每次治疗时间以 1 小时为宜，主要形式包括肢体律动（运用肢体配合音乐节奏的训练，以律动的方式去感受音乐，并做出主观的肢体表现）、声音表达（老年人随着音乐的节奏哼唱，促进老年人情感的表达，在团体的氛围中传递快乐的情绪）等。曲目的选择以老年人耳熟能详且能唤起美好回忆的曲目为主，如《北京的金山上》《小城故事》《打靶归来》《学习雷锋好榜样》等。

第四步：评价。每次训练结束，身心智能反馈系统自动生成完整的数据、图形与文字报告。带动者、照护者和参与者能够清晰地了解训练的不足之处，为日后训练方案的改进提供依据。系统将每位老年人历次训练数据全部储存，并可将数据导出到计算机中进行专业性的数据分析，呈现可视化训练成绩报告，提供数据纵向分析，形成老年人的健康档案。

另外，还可以运用数字化运营技术（operational technology，OT）评估和训练系统。此系统以加德纳的多元智能理论为指导，采用互动游戏的形式（如打地鼠、拼图、多点触控），实现合作性多人互助，趣味性强，可用来评价参加过一段时间音乐治疗后，患有认知损害老年人的肢体活动度、握持力、智力、反应力和专注力的变化。

患有认知损害的老年人常常表现出表情淡漠、孤僻少言、动作重复、发出异常声音或突然大叫、怀疑别人、向别人扔东西、肢体攻击等精神症状，这种非正常行为被称为激越行为，不仅严重影响治疗及护理工作的开展，还对老年人自身的安全及医护人员的安全构成隐患。在音乐治疗过程中，老年人出现异常情况的应对原则和方法如下。

1）老年人在活动中随意走动。只要不干扰到活动，可以不用阻止，带动者应适时与老年人有眼神和动作的互动。

2）老年人在活动中突然起身离开。应在事前交代照护者注意此种情况，并陪伴老年人，询问原因。现场活动中，当出现此种情况时，带动者可用眼神交代照护者按照预先方法应对。

3）老年人在活动中拉住带动者，导致其无法正常带动。此时，应由照护者将老年人与带动者分开，带动者继续带动。

4）老年人在活动中用言语或肢体攻击带动者。带动者示意照护者请机构护理人员将老年人带离。切忌由老年人不认识的人将其带离，否则会引起老年人的反抗。

5）老年人在活动中自言自语或表情淡漠没有动作。只要不影响带动，带动者不用特意提醒老年人，可继续与老年人进行眼神或动作互动，适当引导老年人。

6）老年人在活动中大哭或大笑。带动者应示意照护者请机构护理人员将老年人带离。

患有认知损害的老年人通过参加音乐治疗活动，其日常生活活动能力有明显改善，社会生活能力也得到显著提高。

有研究者发现，患有认知损害的老年人在聆听了莫扎特的《钢琴奏鸣曲》之后，记忆力有了提高。侯建成和刘昌（2008）在《国外有关音乐活动的脑机制的研究概述——兼及"莫扎特效应"》中介绍了"莫扎特效应"，"莫扎特效应"的音乐不是单单指莫扎特本人的音乐，而是指许多音乐家的好作品具有治疗作用，这些音乐大多与莫扎特的音乐有着相同或相似的曲式结构，可以辅助治疗多种疾病，以达到增进智力、集中注意力、增强记忆力和宣泄情绪的效果。"莫扎特效应"表明，音乐的最终目的是使聆听者获取某种情绪体验，音高、旋律和节奏是决定音乐情绪的主要部分，这种正性情绪又能有效促进参与者认知能力和重塑水平的提高。

任务实施

1）制作参与式音乐疗法PPT目录。
2）收集参与式音乐疗法的相关资料（包括文本、图片、视频等）。
3）制作图文并茂的参与式音乐疗法PPT。
4）分组讲解参与式音乐疗法的基础知识。
5）讨论参与式音乐疗法的实践意义。

任务评价

表2-3为领略参与式音乐疗法任务评价表。

表2-3　领略参与式音乐疗法任务评价表

序号	评价项目	评价标准	比例/%
1	前期评估	评估参与者的情况，包括个人病史、健康状况、肢体活动度、生活习惯、情绪状态、喜好特点、活动参与意愿等	10
2	确定处方	根据评估结果确定治疗时间、内容及注意事项，确定音乐元素在治疗中充当的角色（主导或是辅助），确定选择的乐器。活动开始前，向参与者详细介绍参与式音乐疗法活动的过程、活动时长、注意事项，并告知活动过程中不必勉强。音乐治疗过程中，治疗师与参与者之间的互相信任关系与积极配合尤为重要。原则上应选择适合参与者心理（尤其情绪方面）和病情的音乐，然后经过编制，设计出一系列适用的音乐处方	20
3	氛围营造	对于患有认知损害和精神分裂症的患者，环境要安全且安静，避免外界刺激引发参与者的抵触情绪。尽量选择舒适温馨的活动场所，播放唤起参与者积极情绪的音乐	20

续表

序号	评价项目	评价标准	比例/%
4	活动过程	分发乐器，根据音乐治疗的处方和参与者的具体情况，请参与者尽量自己拿喜欢或擅长的乐器，尊重参与者，并发挥其自主能力，鼓励其在音乐治疗过程中弹奏出自己喜欢的节奏。治疗师在活动过程中注意观察参与者的反应，并与其有眼神、肢体的交流，如击掌等。如果遇到突发情况，应以参与者的安全为首，并给予适当协助	30
5	记录反馈	治疗师在活动结束后与参与者交流活动感受，询问是否有需要调整的地方，并将参与者反馈的问题及时记录，结合参与者、家属、照护者的反馈情况做出适当的调整	10
6	总体评价	参与者积极参与治疗活动，并能够与治疗师、团队成员建立信任友好的关系，愿意表达并宣泄自己的情绪	10

📚 延展阅读

认识体感音乐疗法

体感音乐疗法（vibroacoustic therapy）是一门涉及音乐、声学、物理、生物学、心理学、医学等交叉学科的艺术疗法。1982 年，挪威医学家和教育家奥拉夫·斯吉利在国际音乐与医学学会第一届学术研讨会上界定了其概念。体感音乐疗法是以听觉、触觉和振动觉接收及传导的方式，使人体感知音乐，从而达到治疗身心的目的。

体感音乐是通过聆听音乐旋律和感受音乐振动这二者的相互结合，继而强化患者对音乐的感知能力，在一定程度上增强了音乐治疗的效果。音乐是一种没有特定界限的沟通方式，不会因语言差异、文化差异、教育背景差异或情绪障碍、病痛等身心不适而降低其疗效。

体感音乐疗法是运用人体共振学原理，借由体感音响设施，将音乐中的低频部分转换为物理振动并作用于人体。体感音乐疗法使人在聆听音乐的同时能够感受到音乐的声波振动，从而丰富人体对音乐的感知能力，以期达到身心治疗的目的，即以人体听觉、触觉和振动觉的结合而感知音乐疗法所产生的声波振动，直接作用于人体的各组织细胞，并与之发生共振，产生类似于细胞按摩的作用（细胞摩擦：超声振动对人体发生的机械作用，使组织质点交替地压缩和伸张产生正压和负压的波动，即压力差），影响人体周身的神经及神经体液调节，继而调节自身生理和心理的失衡状态。

体感音乐疗法主要通过音乐、参与者本身的参与和反应，以及欣赏音乐的媒介这 3 个方面发挥作用。在治疗过程中，治疗师应妥善协调好这三者之间的关系和相互的促进作用。当然，还应遵循整体护理理念的原则，依据患者的喜好制定音乐处方。

目前，国内已有研究证实取得良好临床效果并缓解心绞痛的音乐处方，如《春之歌》《夜莺》等。在治疗方式上，可以选择单纯的音乐治疗，也可与运动疗法、放松想象训练等其他疗法相结合，以增强治疗的效果、丰富治疗的形式。已有研究证明，长期个体化的运动疗法结合体感音乐疗法能够有效改善慢性阻塞性肺病（chronic obstructive pulmonary disease，COPD）患者的预后效果，显著提高患者的生活质量，使抑郁焦虑情绪明显好转。研究表明，微循环反馈法联合体感音乐疗法治疗脑卒中疗效确切，能够促进脑卒中患者肌力的恢复，提高临床愈显率。

面向养老机构或社区中的老年人开展体感音乐疗法，可以改善老年人的睡眠状况，延缓机体的退化和衰老，缓解躯体化症状（如头痛、胃肠道反应等），显著改善和提高老年人的生活质量，并且安全有效，易于坚持，方便推广。

（资料来源：作者根据相关资料整理改编。）

任务四　走近即兴演奏式音乐疗法

▌ 任务目标

『知识目标』

1. 了解即兴演奏式音乐疗法的概念。
2. 理解即兴演奏式音乐疗法的分类。
3. 掌握即兴演奏式音乐疗法的实施过程。

『技能目标』

1. 能够描述即兴演奏式音乐疗法的实施要点。
2. 运用即兴演奏式音乐疗法的理念，帮助老年人缓解识别不良情绪。

『职业素养目标』

1. 具备恰当的沟通技巧。
2. 内化为老年人服务的独特价值观。
3. 具备尊重和接纳老年人的社工理念。

▌ 任务描述

刘爷爷，70 岁，生活能够自理。刘爷爷患高血压 10 年，长期服用降压药，服药依从性差，感觉身体不适时才会服药。入住养老机构前，他在家中曾摔跤两次，没有骨折，只是轻微擦伤。子女工作繁忙，没有时间照顾刘爷爷，便为他请了保姆，照顾其日常起居。但是，刘爷爷与保姆交流不开心，半年内辞退两名保姆，子女无奈，将刘爷爷送到附近的养老机构。刘爷爷入住养老机构后，不愿意参加养老机构组织的参与者常见病的知识讲座，认为自己的身体很硬朗，不相信医护人员的劝导。社工与刘爷爷沟通后，了解到他平时喜欢听音乐，且喜欢跟着音乐的旋律哼唱。社工邀请刘爷爷到活动中心参加即兴演奏式音乐治疗活动，他的活动兴趣很高，与医护人员的关系也变得融洽了，愿意遵医嘱按时服药。

请收集即兴演奏式音乐疗法的相关资料（包括文本、图片、视频等），参考相关文献著作，制作即兴演奏式音乐疗法 PPT，要求图文并茂，向刘爷爷介绍即兴演奏式音乐疗法的相关知识，使刘爷爷对即兴演奏式音乐疗法的理论和实践情况有初步认识。

相关知识

一、即兴演奏式音乐疗法的相关概念及作用

即兴演奏式音乐疗法（improvisational music therapy），又称为治疗师创造式表达型音乐疗法，是选择简单的打击乐器（包括能够演奏旋律的音条乐器），由治疗师按照一定的技术，引导参与者随心所欲地即兴演奏音乐的活动。该疗法采用的乐器较为简单，并且成本低、副作用小、效果显著，在欧美国家运用普遍，成为目前使用最多的音乐疗法。参与者在治疗师的邀请和引导下，随着自己情绪和感觉的变化，自发地演唱、舞动身体（肢体运动）、表演或演奏乐器引发讨论，从而达到治疗的效果。在治疗过程中，治疗师要能够耐心地陪伴参与者。

"即兴"一词在《现代汉语词典》（第 7 版）中的解释为"就着临时发生的兴致（进行创作、表演等）"。即兴演奏式音乐的含义是不需要根据事先设计的曲子演奏，而是边演奏边自发性地创造出音乐的一种艺术形式。治疗师可以不去预设参与者将要使用的音乐素材、乐器，而是给参与者足够的时间、空间去充分考虑和选择，并观察参与者在开始演唱或演奏时，他们会创造什么音乐。

丹麦奥尔堡大学在硕士入学考试中，经常要求参加考试的学生使用一些情绪、情感作为主题进行即兴演奏，如从恐惧到自信、从伤感到平静、从挫折到坚定等，即从一种情绪转换到另外一种情绪。同时，参与者在即兴演奏体验中表现出来的情绪和情感也可以作为主题加以运用。即兴演奏在对孤独症和阿斯伯格综合征（Asperger's syndrome）患者中开展工作时特别重要，因为一般的治疗过程难以解读他人面部表情、难以理解他人语言传达出来的情感，降低了识别他人情绪和心情的能力。此外，还有人把本用于儿童的奥尔夫教学法用于成人的音乐治疗，也取得了很好的效果。

治疗师通过功能性磁共振成像（functional magnetic resonance imaging，FMRI）和脑电图（electroencephalogram，EEG）等手段对即兴演奏式音乐认知过程中的大脑活动有了深入的了解。即兴演奏式音乐表演是自发的，与在线构思和表达新颖的旋律、和声和节奏的音乐元素相关。在群体语境中，即兴演奏式音乐被认为是会话的同义词。表达和音乐即兴创作的对话是音乐治疗的一个重要工具，它充当了患者和治疗师之间交流的媒介。此外，自发性音乐即兴创作具有内在的去抑制性，有利于外化内部状态。

二、即兴演奏式音乐疗法的形式

即兴演奏式音乐疗法一般选择较为简单的乐器，如各种不同的鼓、三角铁、铃鼓、木琴等，由治疗师按照一定技术引导参与者随心所欲地演奏，治疗师多用钢琴或吉他参与演奏。情绪与音乐存在一定的对应关系，治疗师要能够从这一对应关系的表现中找到恰当的治疗时机。即兴演奏式音乐疗法在欧美国家应用得较为普遍。

即兴演奏式音乐疗法可以分为个体治疗和集体治疗。

运用于个体治疗时，采取一对一的演奏方式，有利于建立和谐的治疗关系，一对一的演奏方式有助于即时投射出参与者的心理症结与内心情感。在个体治疗中，即兴演奏式音乐可以让参与者抒发和宣泄情感，再通过与治疗师的讨论、分析和引导来达到治疗的

目的。

　　运用于集体治疗时，即兴演奏式音乐有助于参与者改善人际关系，并提高社会适应能力。治疗师在演奏过程中始终应协调处理好充当的角色，一般来说治疗师应处于辅助、引导和启发的角色。治疗过程中，应以参与者为主体，不应喧宾夺主。在集体治疗中，参与者对乐器的选择及其在整个音乐中所占的位置，可显示、暴露出他的性格特点、人格特征，以及在社会和人际关系中的行为特点。通过集体演奏过程中参与者之间的相互适应，让参与者在潜移默化中改变自己去适应他人，学习适应社会生活和人际关系，找到自己让他人接受的地位和角色。治疗师选择钢琴或简单的打击乐器和旋律乐器，引导参与者随心所欲、不受拘束地演奏，不仅可以从中发现参与者内心的情感和心理症结，还可以通过集体即兴演奏帮助参与者逐步适应社会，改善人际关系，促进其与社会的融合。

三、即兴演奏式音乐疗法的分类

　　即兴演奏式音乐疗法利用通过即兴音乐创作产生的社会参与和情感表达的潜力来达到治疗的目的。即兴演奏式音乐疗法有很多不同的流派：有的以精神分析为取向，有的以行为主义为取向，还有的以人本主义为取向，其主要方法有即兴创作评估、音乐心理剧、奥尔夫即兴创作等。

1. 即兴创作评估

　　即兴创作评估是通过即兴演奏来评估参与者人格特点的治疗技术。在实施治疗前，治疗师首先需全面了解参与者的成长过程、经历过的特殊事件，然后出题请参与者演奏，并录制下来进行音乐要素的分析，最后根据这些推断参与者的人格特征，为进一步治疗提供方案依据。

2. 音乐心理剧

　　音乐心理剧是一种集体治疗的形式，是将音乐即兴创作、音乐想象和其他音乐治疗方法与传统心理剧相结合的一种综合治疗方法。约瑟夫·莫雷诺将音乐心理剧定义为"把即兴音乐、影像、音乐治疗等技术与传统行为心理剧相结合，其效果要超越单独使用的任何一种方法"。音乐心理剧的治疗目的是通过生动形象的表现形式，让参与者在真实的体验中得到人格成长的机会，并最终通过泛化作用来逐步调整参与者生活中存在的不良行为模式。莫雷诺教授认为，"音乐心理剧真正的开始是离开治疗室以后"。实际上，即使不懂音乐技巧的人也能使用此法来进行治疗，而且往往比有音乐技巧的人更能快速融入治疗过程，从而达到更好的治疗效果。音乐心理剧在开始前，需要准备好不用经过严格训练就可以轻松演奏的乐器，治疗师应尽可能地把参与者带入反映自己主观感受的情绪状态中，从而为参与者提供全方位的支持，使其产生自发且自然的改变。

3. 奥尔夫即兴创作

　　奥尔夫即兴创作是指将奥尔夫教学法运用于成人的音乐治疗方法。奥尔夫是一个独创的音乐教育体系，由德国著名音乐家卡尔·奥尔夫创建。它赋予音乐教育以全新的反传统的观念和方法，已经对许多国家和地区的音乐教育产生了深刻影响。奥尔夫音乐最初针对儿童，以后扩展至各个年龄组人群。奥尔夫音乐教学法从音乐产生的本源和本质出发，即"诉诸感性，回归人本"，这是奥尔夫音乐教育的基本理念。奥尔夫认为，表达思想和情绪是人类的本能欲望，并通过语言、歌唱（含乐器演奏）、舞蹈等形式自然地流露，自古如此，这是人原本固有的能力。奥尔夫即兴创作是根据人类可以自发地创作音乐的先天倾向而设计的一套治疗模式，一般分为 6 个阶段：①准备，即进行认知和情感的准备阶段；②刺激，即呈现一个原始观念的刺激；③探究，即探究原始观念；④同等反应，使音乐发展与人际关系发展同步；⑤形式化，使即兴创作保持完整形式；⑥结束，给即兴创作的音乐一个研究的结尾。奥尔夫即兴创作帮助参与者探究自己的深层心理世界，并得到心理成长。

四、即兴演奏式音乐疗法在不同群体中的实施

1. 在精神分裂症患者中的实施

付文娟和张丽芳（2013）研究出即兴演奏式音乐疗法对康复期精神分裂症患者的社会功能缺损具有一定的改善作用。采用成组设计，将 40 例符合《国际疾病分类》（第 10 版）（*International Classification of Diseases*-10，ICD-10）诊断标准的康复期精神分裂症患者随机分为实验组和对照组各 20 例。实验组给予社会功能缺陷康复治疗 12 次，疗程 4 周。具体的干预方法是在接受常规治疗的基础上，接受为期 4 周的即兴演奏式音乐疗法，形式是团体治疗的形式，5 人一组。每次治疗时间为 45 分钟，每周 3 次。采用社会功能缺陷筛选量表（social disability screening schedule，SDSS）（该量表主要用于在社区中生活的精神病人，特别适合慢性病人。评定的依据重点基于对知情人的询问，评定人员以受过评定训练的专业人员担任）、护士用住院病人观察量表（nurses' observation scale for inpatient evaluation，NOSIE）分别于治疗前后第四周对两组患者进行测量。结果与治疗前相比较，实验组社会功能缺陷筛选量表的家庭外社会活动能力、个人生活自理能力及对外界兴趣和关心因子评分均下降（$P<0.05$）。治疗后，实验组的患者对外界兴趣和关心、家庭外社会活动及个人生活自理因子评分均低于对照组（$P<0.05$ 或 0.01）。实验组的患者社会功能、精神病表现、社会兴趣因子分及总估计分均高于对照组（$P<0.05$ 或 0.01）。

具体实施方法：①讲解。治疗师向参与者讲解基本音乐知识及基本要素、旋律、节奏及其运用方法和技巧，给参与者直观的感受，使其能够运用自如。参与者在基本掌握的基础上，进行节奏训练，能够经过训练模仿出各种节奏。②评估、选择。治疗师根据参与者的身心特点、兴趣爱好等选择与之相契合的歌曲、乐曲，参与者共同讨论选择可以让大家产生共情共鸣的曲目。参与者在聆听音乐的同时，跟着音乐的节奏选择乐器。③分组、选取、演奏。将参与者分组，每组选出一名组长，协助治疗师统筹组织各组的治疗过程。治疗师事先嘱咐参与者每人需要选择一种乐器，并根据所选曲目，每组自选一首曲目。各组的参与者之间相互配合，通过即兴演奏的方式，把所选曲目按照各组的理解表演出来。④比赛。为了激发大家的积极性，各组进行比赛评分，治疗师在此过程中给予适当的鼓励和引导。

2. 在抑郁症患者中的实施

作为药物的辅助方法，音乐疗法可以减少药物的用量，甚至可以作为一种替代选择

的方法应用于抑郁症的治疗。音乐接收和互动可以用来刺激抑郁症患者的大脑系统，调节情感。音乐疗法被认为是一种心理治疗方法，可以作为交流和表达的手段。音乐疗法的目的是帮助有心理健康困扰的人发展人际关系，并解决他们可能无法单独使用语言来解决的问题。即兴演奏式音乐疗法通常使用非言语和言语表达，特别强调意义和过程。

🔵 案 例

　　活动内容：竹竿舞、狮子心静心、分享。

　　活动目的：提高团队成员的表现力和合作力，帮助团队成员自我心理成长。

　　活动一（热身）：竹竿舞

　　第一步

　　操作：带领参与者从简单地、有节奏地用双手拍打双腿开始，接着交替击掌和拍腿，传乒乓球或铃鼓，然后慢慢练习竹竿舞的音乐节奏。在参与者熟练掌握音乐节奏、律动后，将拍腿的动作改为与邻座成员互动，引导参与者自发创作的互动方式，如击掌、拍肩、握手、传球等。

　　评价：由无语言的形式开始团队活动，避免了语言上的指向性；通过练习统一的节奏，调整参与者相互之间的同步性，为活动定下共同的节奏和律感，激发参与者活动的兴趣；通过邻座间的互动拉近彼此之间的距离。对于团队活动，治疗师与参与者之间关系的建立、参与者之间信任关系的建立非常重要。在活动过程中，引导者应当给予参与者鼓励和协助。

　　第二步

　　操作：在熟练掌握节奏的基础上，加入参与者耳熟能详的歌曲进行歌唱。演唱歌曲时要联系歌曲的背景、意义，同时引导者进行范唱，让参与者尽可能放开声音跟着节奏歌唱。参与者学会后加入第一步练习过的节奏，边律动边歌唱，促进手、眼、脑的协调。

　　评价：歌唱是缓解紧张、宣泄情绪的方式之一。对于平常不经常唱歌的参与者来说，引导其在活动中放声歌唱是一种较为有效的减压方式，但也有一定的困难，尤其是性格内敛的参与者。治疗师要融入团体，与参与者一起歌唱的同时可以用语言和眼神、肢体等来肯定放得开的参与者，并鼓励放不开的参与者。在即兴演奏式音乐疗法中，要发挥治疗师的范唱作用和团队成员的相互鼓励作用。首先，治疗师要教会参与者简单、易操作的歌唱要领，并进行范唱；然后，鼓励参与者一起尝试歌唱并给予鼓励，同时尽量描述歌曲演唱的情景，让参与者有感而唱。

　　第三步

　　操作：体验竹竿舞。在评估参与者的身心状况，并确认其身体状况良好的情况下，请参与者根据自己的实际情况起立或坐在椅子上。参与者跟随引导者学习腿部和脚部动作，学会动作之后鼓励有意愿的参与者（4位）操作竹竿，将4根竹竿排成十字形，治疗师带领另外没有操作竹竿的参与者与操作竹竿的4位参与者互相配合进行表演歌唱。一轮结束后，可以与其他参与者进行交换。

评价："竹竿舞"是一个团队成员相互合作、协调、沟通，共同完成歌唱、运动的有益于身心健康的游戏。活动过程中，活动的参与者借由统一的音乐、节奏，将动作保持协调，在完成自己动作和歌词的同时，配合其他参与者的节奏、动作，这样的活动增进了包括引导者在内的团队成员之间的互动、合作，音乐和律动让人感到愉悦，达到了身心放松的效果。引导者在活动中既是参与者，又是指导者，通过这样的活动，团队成员的动力得到很大程度的激发。

活动二：狮子心静心

狮子心静心是一个巧妙设计的呼吸游戏，童趣中兼具狮子般的力量，释放压力并丰富生命的意义，为每天的生命带来坚强、爱与内在和谐。德瓦帕斯的治疗工作丰富多元，融合了自然之道、心灵与意识。1951年，德瓦帕斯在德国基尔学医，而在医院行医之后，他就对预防式医疗产生浓厚兴趣，并开始研究互补疗法及身心并重的医疗方式。后来，他在世界各地许多治疗机构及教育单位讲授课程，进行多种训练，如呼吸治疗、原始治疗、亲密联结、创意领导、动态式放松等。

狮子心静心包含了奥修的理念及现代动态式静心。通过前半小时的静心，有利于参与者身体放松、表达、释放情绪与感受，缓解压力。在后半小时的静心里，通过精心关照，参与者将体验到自己内心深层次的宁静。

活动包括7个阶段，每一阶段都有一段指导性文字，并配有相应的音乐。引导者鼓励7位团队成员分别选择一段文字，按照文字顺序根据文字要求进行朗读，带领其他老年人参加活动。对于50人以上的团体，可以分成7组进行。治疗师一边控制音乐的音量，一边和团队成员共同参与活动，过程中给予适当指导与鼓励。在活动开始的时候，治疗师要告诉老年人想象自己从现在起是一头狮子。

第一阶段

操作：狮子的呼吸。参与者在朗读者的带领下，跟随文字的指导和音乐对着镜子观察自己的眼睛和呼吸。

评价：活动的第一个阶段，参与者在活动开始时可能会不适应或者发出笑声。治疗师要注意把握好现场的气氛，鼓励参与者集中注意力聆听朗读和音乐、关注自己的表情和呼吸情况。通过这样的活动，参与者可以较快地放松、平静下来。

第二阶段

操作：狂野的脸。参与者在朗读者的带领下，跟随文字的指导和音乐对着镜子观察自己的面部表情，同时尽量做出更多的表情。

评价：在第一阶段之后，老年人会逐渐适应这样的活动形式，治疗师要及时给予鼓励，尤其要鼓励他们关注自己，并鼓励他们做出更多的尝试。在这一阶段，团队成员通过关注自己的呼吸逐渐放松身体，并开始将注意力转向对自己的关注。团队成员通过这样的活动对自己进行仔细观察，发现自己的不同表情和不同表情中的自己，对自己就会有更多的认识和了解，同时有助于提高自己的表现力。

第三阶段

操作：表达。老年人在朗读者的带领下，跟随文字的指导和音乐伸展手臂，活动脖子、肩膀等部位。

评价：引导参与者进行身体上的伸展、放松，随着身体的伸展将情绪、压力进行抒发，似乎随着肢体的伸展，烦恼都消散了。同时，伸展身体可以使全身充满活力。引导者应注意团队成员之间的座位间隔，让他们有足够的空间便于伸展肢体，并给予适当的鼓励。

第四阶段

操作：狮子吼。团队成员在朗读者的带领下，跟随文字的指导和音乐，尽量模拟狮子般的吼声，并通过声音释放紧张、压力和不愉快。

评价：声音的振动能够放松身体，释放身体的不适和不良情绪，让能量再度恢复。在本次活动中，成员在此阶段起始时较难发出声音，很多成员难以放开，引导者应做出表率，大方发出吼声并同团队中能够大声发出吼声的成员进行交流，同时鼓励其他成员大方发声。本段音乐结束时，若仍没有达到预期效果，引导者可以提议并在征得团队成员同意的情况下再次播放本段音乐。在成员的提议下，大家离开座位，来到窗边共同大声喊出一句口号。引导者观察到，此时团队成员之间的动力加强，氛围更加轻松。

第五阶段

操作：游戏之舞。团队成员在朗读者的带领下，跟随文字的指导和音乐创造并欣赏自身肢体的力量与柔美，尽情地随着节奏舒展身体。

评价：通过律动、舞蹈，能够让身体更加放松，并在模仿狮子的同时感受自己身体里的力量，尽可能地克服恐惧。引导者应尽量鼓励团队成员放开活动，可以预先设计一定的集体律动活动，也可以即兴发挥。在本次活动中，团队成员通过上一阶段的活动已经营造出一个放松的精神环境，参与性更强，在短暂的自由舞蹈之后由团队成员提议集体跳兔子舞，将团队活动推向高潮。

第六阶段

操作：狮子心。团队成员在朗读者的带领下，跟随文字的指导和音乐来感受自己的心。引导者提示成员将手放在心口，再一次感受自己、拥抱自己和身边的人，将爱传递并勇敢敞开内心。

评价：通过一系列的活动引导团队成员重新认识自己，敞开心灵、拥抱他人，使心灵得到内省和升华。引导者要注意鼓励成员内省后与其他成员拥抱。本次活动至此已经具有了一定的团队动力，每个成员都非常认真地倾听内心、自发地与同伴拥抱。

第七阶段

操作：有意识地呼吸。团队成员在朗读者的带领下，跟随文字的指导和音乐闭上眼睛放松。引导者可以适当给予团队成员更多冥想式放松引导。

评价：在一系列动态活动之后，团队成员逐渐放松，进入平静和内省。这是最后一个阶段，通过聚集和保存能量，可以帮助参与者感悟和收获。本次活动中，引导者加入了更多的指导语，帮助团队成员将活动中的感悟联系到学习、生活中，并给予自信和积极暗示。

第八阶段

操作：团队成员在引导者的带领下进行肌肉放松、呼吸放松。

评价：团队成员呼吸平稳，放松效果明显。

活动三：分享

操作：组织团队成员进行讨论，对自己参加本次活动的感想、感悟、存在的问题等发表看法和意见。鼓励团队成员对活动中的任何环节或自己的任何经历、感受进行发言。

评价：参加活动的成员在此阶段应积极参加讨论，尽可能分享自己的所想、所得，自己的分享对于别人来说也是一个全新的视角，如同自己从同伴建议中的所得一样，既让自己得到团队支持，又能够给别人带来帮助。引导者应鼓励所有参与者发表自己的看法、感受，同时接纳自己的同伴，不对团队成员的任何问题进行绝对化的否定或攻击。

任务实施

1）制作即兴演奏式音乐疗法 PPT 目录。

2）收集即兴演奏式音乐疗法相关资料（包括文本、图片、视频等）。

3）制作图文并茂的即兴演奏式音乐疗法 PPT。

4）分组讲解即兴演奏式音乐疗法的基础知识。

5）讨论即兴演奏式音乐疗法的实践意义。

任务评价

表 2-4 为走近即兴演奏式音乐疗法任务评价表。

表 2-4　走近即兴演奏式音乐疗法任务评价表

序号	评价项目	评价标准	比例/%
1	前期评估	评估参与者的情况，包括个人病史、健康状况、肢体活动度、生活习惯、情绪、喜好特点、活动参与意愿等	10
2	方案确定	根据评估的结果确定治疗的重点、难点，确定音乐元素在治疗中充当的角色（主导或是辅助），确定音乐治疗的方法（包括根据评估结果选择合适的节奏和风格的曲目）。治疗师应注重与参与者之间的关系与配合	20
3	氛围营造	环境布置舒适温馨，令人感到轻松愉悦	20
4	活动过程	分发辅具，选择合适的曲目。活动过程中尊重且不勉强参与者。注意观察参与者的反应，依据现场情况及时调整，并给予适当协助	30
5	记录反馈	活动结束后，与参与者交流活动感受，询问是否有需要调整的地方，并及时记录参与者反馈的问题，根据参与者的意愿进行适当的调整	10
6	总体评价	参与者积极参与活动，能够与治疗师建立信任友好的关系。活动结束后，参与者能够逐步放松	10

📖 **延展阅读**

认 识 水 疗

水疗（hydrotherapy）是利用水中含有的化学物质和水的温度、压力和浮力，以有形的水浴方式作用于人体以达到缓解疲劳、放松身体、治疗身体不适症状和促进康复的方法。有研究认为，水疗是在温水的特殊环境下进行身体各种症状康复训练的治疗技术。水疗的功效有很多，主要有放松肌肉、促进脑细胞再生、增加血液氧气、促进心脏功能和血液循环等。原理是通过各种水疗设备的交替使用，水中的富氧被吸收，以及水疗对人体穴位的按摩达到治疗和保健的作用。水疗对人体的作用主要有温度刺激、机械刺激和化学刺激。按其使用方法可分为浸浴、淋浴、喷射浴、漩水浴、气泡浴等；按其温度可分为热水浴（>39℃）、温水浴（37～38℃）、不感温水浴（34～36℃）、低温水浴（26～33℃）和冷水浴（<26℃）；按其所含药物可分为碳酸浴、松脂浴、盐水浴、淀粉浴等。

水疗能够辅助性治疗参与者的原发性高血压，能够在联合其他治疗方法的基础上，平衡阴阳、疏经活络，给治疗者带来身心放松的效果。水疗可以提高参与者的心肺功能，提高机体摄氧量的能力，还可以缓解和放松神经肌肉，使身体各部位的关节炎得到康复。

对于参与者身心出现的不适症状，药物治疗容易引起药物在体内排泄时间延长，引起药物堆积，时间长了容易对身体产生危害。因此，水疗可以辅助性治疗不适症状，适当减少药物的服用，减少副作用。

面向养老机构或社区中的参与者开展水疗联合其他疗法，可以有效地改善参与者的不适症状，提高参与者的生活质量，并且具有一定的推广价值。

（资料来源：作者根据相关资料整理改编。）

任务五　品味中医五行音乐疗法

◤ **任务目标**

『知识目标』

1. 了解中医五行音乐疗法的理论基础。
2. 理解中医五行音乐疗法活动的内涵。
3. 掌握中医五行音乐疗法的运用形式。

『技能目标』

1. 能够描述中医五行音乐疗法的实施过程。
2. 运用中医五行音乐疗法的理念，帮助老年人识别焦虑、抑郁等亚健康问题。

『职业素养目标』

1. 具有良好的沟通和协调组织能力。
2. 内化为老年人服务的独特价值观。
3. 具备尊重和接纳老年人的社工理念。

任务描述

　　张爷爷，80岁，丧偶，退休前是中学教师。他平时喜欢吃肉和甜食，不爱吃蔬菜和水果，且嗜辛辣。张爷爷不爱活动，白天大部分时间在房间里看电视节目或收听广播；夜晚入睡困难，多梦早醒，睡眠质量差，由于夜间睡眠不足，白天精神状态欠佳，每天下午睡眠达2小时。一个月前体检，检查结果显示血糖、血脂、血压偏高。张爷爷子女均在外地工作，不能陪伴和照顾他，他感到孤独。张爷爷入住的养老机构社工在和他交流后，得知他喜欢中医文化，对八段锦、五禽戏等颇有研究，在取得张爷爷的同意后，鼓励他积极参与养老机构的中医文化科普活动，并将自己的研究心得与其他老年人分享。近日，张爷爷心情开朗起来，还积极参与养老机构的中医五行音乐疗法活动，与周围人的相处也更加融洽。

　　请收集中医五行音乐疗法的相关资料（包括文本、图片、视频等），参考相关文献著作，制作中医五行音乐疗法PPT，要求图文并茂，向张爷爷介绍中医五行音乐疗法的相关知识，使张爷爷对中医五行音乐疗法的理论和实践情况有初步认识。

相关知识

一、中医五行音乐疗法的理论基础

　　中医五行音乐疗法的形成依据是《史记·乐书》中提到的"故音乐者，所以动荡血脉，通流精神而和正心也。"古代人发现了音乐节律和人体心率、血压、呼吸等生命体征相互联系的规律，通过音乐激发参与者生理共振与共鸣。

　　现存最早的医学古籍《黄帝内经》中记载："天有五音，人有五脏；天有六律，人有六腑……此人与天地相应者也。"又载："角为木音通于肝，徵为火音通于心，宫为土音通于脾，商为金音通于肺，羽为水音通于肾。"我国传统医学有着"五音五行"的说法，中国古老的哲学认为宇宙万物由木、火、土、金、水5种元素组成，其相生又相克，称五行。在古代，用"宫、商、角、徵、羽"对各种声音加以概括，形成了中国古典音乐的5种基本音阶，称为五音。

　　五音与古代哲学中的五行一一对应，即角对木、徵对火、宫对土、商对金、羽对水，并形成不同调式音乐，称为五行音乐。五行与五脏的关系为：肝属木、心属火、脾属土、肺属金、肾属水。可见，中医五行音乐疗法在中国已有两千多年的历史，此疗法通过不同调式的乐曲，影响机体气机运化、平秘阴阳、调理脏腑，从而促进身心健康。《黄帝内经》把五音引入医学领域，以中医传统理论为基础，将中医学中的阴阳五行、天地人合一、形神合一等理论与音乐相结合，称为中医五行音乐。

　　中医五行音乐疗法是以中医传统理论为基础，运用宫、商、角、徵、羽5种不同音调的乐曲来调治疾病的一种方法。中医五行音乐疗法最根本的中医理论基础就是整体观，在整体观的指导之下形成天人相应、形神合一等理论。在这些理论指导下，五音、五脏、七情等有机地联系到一起，五行音乐通过五行系统对脏腑、阴阳、气血、身心等产生了不同的影响，起到改善人体脏腑功能、调畅情志、促进气血津液协调运转的作用。

目前，对中医五行音乐的基础研究较少。景泉凯等（2014）的研究表明，中医五行音乐配合针刺对抑郁大鼠有明显的治疗作用，旷场实验爬行数、站起数，糖水消耗量行为测试明显改善，且治疗效果明显优于单一音乐或针刺治疗。

二、中医五行音乐疗法活动的内涵

中医五行以辨证论治为基础，不仅能够减轻患者的临床症状，还能够通过音乐达到消除疾病中的情志等致病因素。

1. 角为木音通于肝

角音属木，为春音，主生，通于肝，在志为怒，应具有木的特点，产生的效果应具有怒的性质。木音是由古箫、竹笛、木鱼（图 2-3）等乐器演奏的音乐。正角调式具有悠扬、舒展、深远的特性，低时不见朦，高时不见亢，有飘逸延绵、枯木逢春之感，能促进体内气机的上升、宣发和展放，具有疏理脾胃、疏肝解怒、缓解抑郁、养阳保肝、补心利脾、泻肾火的作用。入肝胆之经，可以疏肝利胆，保肝养目，平和血压，可使机体周身气机得到舒展，使肝胆之疏泻功能得以正常发挥。对于精神不安的人，也有很好的理疗效果。多听木音，可以转移性情，增强精神，安定魂魄，消除失眠，让身心合一，重新找到平和的性格。木音可用于防治肝气郁结、气机不畅、胁胀胸闷、食欲不振、反酸、腹部胀痛、月经不调、心情郁闷、多梦易惊、精神不快、烦躁易怒等证。

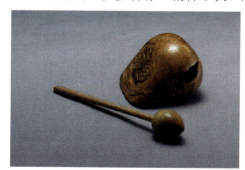

图 2-3　角音属木（木鱼）

2. 徵为火音通于心

徵音属火，为夏音，主长，通于心，在志为喜，应具有火的特点，产生的效果应具有喜的性质。火音为古琴、古筝（图 2-4）等丝弦乐器演奏的音乐，入心经、小肠经，主理心脏和小肠的健康。古琴、古筝弹奏出远古的回音，低沉柔美，有空灵感，且余音缭绕，有轰然绵延的背景音乐。古人以琴传情达意，结交好友。《黄帝内经》指出：火音通心经，疏导小肠经，丝弦音调理神志，疏导血脉，平稳血压，疏通小肠，祛毒疗伤。

火是万物的动力，代表热情，丝弦的声音可以拨动人的心弦。聆听火音可以使心脏、小肠处在沉稳和谐的生理状态之中。正徵调式具有活泼欢快、轻松热烈的特性，宛如跳动的火焰，可促进机体周身气机的提升，调节心脏输送血液的功能，也可以使精神得以振作，并有宣利肺气、调补脾胃、养阳助心、补脾利肺、泻肝火的作用。火音可用于防治心脾两虚、内脏下垂、神疲力衰、精神恍惚、心脾不足、中气下陷、胸闷气短、四肢不温、情绪低落、形寒肢冷、心悸、怔忡等证。

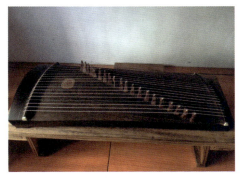

图 2-4　徵音属火（古筝）

3. 宫为土音通于脾

宫音属土，为长夏音，主化，通于脾，在志为思，应具有土的特点，产生的效果应具有思的性质。考古已经证明"原始先民吹埙，群民围篝火而听"的传说。所以，伏羲氏"造瑟埙调理百病"的历史传说也是有依据的。土音是由埙（图 2-5）、笙、竽等乐器演奏的音乐，入胃经、脾经，主理脾胃的健康。古埙的乐音低沉、浑厚，让人感觉是源自遥远的夜空。土代表萌芽，寓意新生命即将诞生，推动着大自然的变迁和动植物的生发蜕化。宫音具有柔和、典雅、悠扬、沉静、流畅、庄重、敦厚的特性，仿佛宽厚辽阔的大地滋润万物，能够促进全身气机的稳定，调节脾胃之气的升降，使气血平和，具有养脾健胃、通利肾水、保养肺气、泻心火的作用。宫音可用于防治腹胀、腹泻、脾胃运化乏力、恶心呕吐、消瘦乏力、失眠、精神衰弱、肺气虚弱等证。

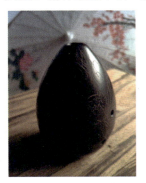

图 2-5　宫音属土（埙）

4. 商为金音通于肺

商音属金，为秋音，主收，通于肺，在志为悲，应具有金的特点，产生的效果应具有悲的性质。金音是金石类材料制造的乐器［如编钟、磬、摇铃（图2-6）、铃钹、长号、三角铁］等演奏的音乐，入肺经、大肠经，主理肺、肠的健康。商音具有悲凉、哀怨、高亢、雄伟、铿锵的特性，可以促进机体的气机内敛，恢复肺气的宣发肃降功能，具有养阴保肺、补肾利肝、泻脾胃虚火、宁心调神之功效。商音可用于防治气喘咳嗽、肺气亏虚、自汗盗汗、气散血耗、鼻塞、咽痛、怕风易感、目眩头晕、易怒心烦、萎靡悲伤等证。

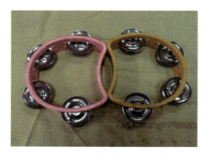

图2-6　商音属金（摇铃）

5. 羽为水音通于肾

羽音属水，为冬音，主藏，通于肾，在志为恐，应具有水的特点，产生的效果应具有恐的性质。水音是由鼓［如手鼓、大小鼓、铃鼓、架子鼓、非洲鼓（图2-7）］等乐器演奏的音乐，其旋律模拟泉水、山间小溪、江河、湖泊、海洋等代表生命之源的水声，入肾经、膀胱经，主理肾脏与膀胱的健康。羽音具有清纯、柔润的特性，宛如清澈甘凉之溪水，光彩闪耀，可以促进全身气机的潜降，使肾及膀胱代谢水液的功能得以正常发挥，具有保肾藏精、补肝利心、泻肺火的功效，又有补益肝阴的功效。羽音可用于防治虚火上炎、气机上逆、心烦意躁、头痛失眠、夜寐多梦、腰酸腿软、肾不藏精、小便短少不畅等证。

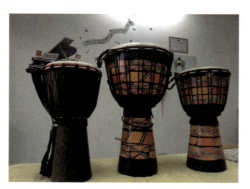

图2-7　羽音属水（非洲鼓）

三、中医五行音乐疗法的运用形式

中医五行音乐疗法的运用形式主要分为 3 种：第一种是接受式，又称为聆听法。参与者在放松的状态下聆听音乐、感受音乐、欣赏音乐，这是国内外运用非常普遍的一种方法。聆听中医五行音乐可使优美协调的旋律、音调和节奏通过听觉传入系统，机体感受音乐，从而调理脏腑、调畅情志、调节身心。第二种是参与式，引导参与者主动参与演唱、演奏、舞蹈、音乐创作等，参与者通过主动参与各种形式的音乐活动，包括创作和即兴表演等，可以充分调动身心功能，宣泄情绪、调畅气机、改善脏腑功能。第三种是综合式，将中医五行音乐与导引、气功、运动、心理治疗、针刺、电疗、穴位按摩等各种方法相结合，最大限度调动脏腑的功能、调畅情志，起到调理脏腑、阴阳、气血的作用。

四、中医五行音乐疗法与养生的关系

在当代，音乐疗法通常在各大医院、心理诊所、特教学校等作为辅助治疗使用，且多以西方音乐居多，而以中医理论结合中国传统音乐进行辅助治疗的案例较少。古人认为："宫音悠扬谐和，助脾健运，旺盛食欲；商音铿锵肃劲，善制躁怒，使人安宁；角音调畅平和，善消忧郁，助人入眠；徵音抑扬咏越，通调血脉，抖擞精神；羽音柔和透彻，发人遐思，启迪心灵。"听不同调式的乐曲可使人产生不同情志的变化，中医五行音乐疗法是一种以科学为依据，集音乐、医学、心理学于一体的促进健康的方法。不但可以取得西方音乐疗法的同样效果，而且在养老机构、社区、日间照料中心也可广泛推广。

（1）以金音商调和水音羽调为主的曲目

代表曲目有《阳春白雪》《梅花三弄》《胡笳十八拍》等，音调清亮而平稳，曲风高亢、节奏感强，且铿锵有力，作用于水不制火、心肾不交。

（2）以木音角调和水音羽调为主的曲目

代表曲目有《庄周梦蝶》《霸王卸甲》等，风格抒情而意境优美，有春回大地之意，作用于肝气郁结、肝胆火旺。

（3）以火音徵调和木音角调为主的曲目

代表曲目有《百鸟朝凤》《云山夜雨》等，旋律热烈、欢快、活泼、轻松，作用于肝肾亏虚、阴阳不和。

（4）以土音宫调和木音角调为主的曲目

代表曲目有《十面埋伏》《彩云追月》等，风格悠扬而沉静、温厚庄重，作用于肝脾不调、阴阳失衡。

五、中医五行音乐疗法在不同群体的实施

中医五行音乐疗法的使用场合灵活多变，可以在医院、音乐厅中使用，也可以在养老机构、社区中使用。在实施中医五行音乐疗法的过程中，中医、音乐、心理学、医学虽是不同的理论体系，但可以通过系统的科学研究，把它们共同作用于参与者的身心健康。

1. 在焦虑、抑郁症患者中的运用

五行音乐疗法是我国古代常用的一种情志调解方法,《黄帝内经》中最先提出中医五行音乐疗法,五音通过对"五脏"产生一定作用,起到调节"五志",从而达到治疗的目的。

于姚等(2020)采用 Meta 分析,对五行音乐疗法治疗抑郁症的疗效进行评价,得出五行音乐疗法可以改善抑郁症患者的抑郁、焦虑症状及睡眠质量的结论。袁群等(2021)的研究发现,采用五行音乐联合八段锦对女性养老护理员职业倦怠及抑郁情绪方面效果显著,值得推广应用。按照五音归五行、入五脏的原则辨证选乐。研究纳入的养老护理员经体质辨证分析多为肝气郁结,故选用角调,可以选取《春风得意》《江南好》《草木青青》等代表性曲目进行干预。听音乐时间选在午后,环境安静、空气流通,同时嘱咐受试者采取舒适体位,放松全身,控制音量,一次听音乐 60 分钟,一周 4 次,4 周为 1 个疗程,共干预 3 个疗程。蔡一剑(2018)通过研究观察在混合性焦虑与抑郁障碍患者中应用中医五行音乐治疗的效果。结果显示,中医五行音乐治疗混合性焦虑与抑郁障碍效果佳,能缓解患者焦虑、抑郁症状,改善睡眠质量。治疗音乐选择《中国传统五行音乐(正调式)》。五行音乐治疗,每天 30 分钟,音乐强度逐渐由小到大,音量设定为 30 分贝。嘱患者在接受治疗的同时轻闭双眼,引导患者想象一些美好的事物,在听音乐的同时保持愉悦、积极向上的情绪,以达到人与音乐的和谐。治疗周期为 30 天。

2. 在消化不良患者中的运用

李力等(2013)采用柴胡疏肝散结合中医五行音乐的角调乐曲《江南丝竹乐》,治疗肝郁脾虚型消化不良,每次 20 分钟,每天 1 次,连续治疗 4 周,疗效显著。刘倩等(2012)在常规护理的基础上结合日光浴及中医五行音乐疗法的治疗处方治疗脾胃虚寒型功能性消化不良,并与常规护理的基础护理组进行对比,结果显示联合疗法的效果优于对照组。其中,日光浴由专职护士负责组织患者在春夏季选取辰时(7:00~9:00),即胃经当令时段,秋冬季选取巳时(9:00~11:00),即脾经当令时段,将患者带至阳光充裕的地方,背向太阳(必要时戴防护太阳镜),充分暴露大椎穴,取双手合至百会穴姿势,日光浴时间为 30 分钟。五行音乐治疗选取上午日光浴时段及亥时(21:00~23:00),音量为 40~60 分贝,并尽可能消除各种干扰。五行音乐治疗于每日上午进行 30 分钟,晚间进行 30 分钟。日光浴、五行音乐治疗均是 1 周为 1 个疗程。

3. 在失眠患者中的运用

音乐声波可以激发人体发挥自身潜在能量,调和人体气机。另外,音乐声波对中枢神经系统和内分泌系统具有良性刺激作用,能够促进内分泌系统分泌有益人体健康的激素,促进人体新陈代谢。目前,中医五行音乐疗法主要应用于较为常见的心脾两虚型失眠患者中。对于心脾两虚型失眠患者的音乐治疗,有的研究者采用单纯的中医五行音乐疗法,也有的研究者通过采用中医五行音乐联合其他治疗方法的方式(如引导法、耳穴埋籽等)来治疗失眠患者。冯淑娟和艾亚婷(2013)采用中医五行音乐之宫调辅助治疗

失眠患者，选择的曲目主要有《悠然四君子》《秋湖月夜》《鸟投林》《山居吟》《月儿高》《马兰开花》等。实施治疗的房间要求光线柔和，采用多功能音疗机，参与者自备立体声耳机，每日 2～3 次，每次 30 分钟，音量控制在 40～60 分贝（根据参与者的实际情况调低音量）。10 天为一个疗程，持续 3 个疗程。以上临床观察表明，将传统医学的中医五行音乐宫调运用于失眠患者，可以改善患者的睡眠障碍，提高患者的住院满意度，显示了非药物治疗的优越性，值得临床推广。冯方方（2020）将中医五行音乐联合耳穴压豆疗法对骨科术后患者睡眠障碍的影响进行研究。研究表明，五行音乐联合耳穴压豆干预治疗可以显著缓解骨科术后患者的焦虑情绪，明显改善患者的睡眠质量，有助于骨科手术后患者的康复。中医五行音乐干预的曲目分为：角调式音乐曲目，如《江南丝竹音乐》《江南好》；徵调式音乐曲目，如《平沙落雁》《梅花三弄》等；宫调式音乐曲目，如《渔樵唱晚》《胡笳十八拍》《塞上曲》等；羽调式音乐曲目，如《花好月圆》《百鸟朝凤》《汉宫秋月》等。每天干预时间分别为早餐后和入睡前，环境安静，患者卧床并保持放松的状态，使用耳机聆听音乐，音量调到 40～50 分贝，每种调式音乐播放 8～10 分钟，每次聆听 30 分钟以上。同时，选取心、脾、肾、皮质下、神门、交感耳穴后，给予患者耳穴压豆，每 3～4 小时按压 1 分钟，每日 1 次，两耳交替进行，疗程均为 2 周。王影（2010）将中医五行音乐疗法应用于心脾两虚型失眠患者，发现不仅可以有效改善失眠的临床症状，而且不存在不良和不适反应。

4. 在癌症患者中的运用

癌症患者常常会有不同程度的心理障碍，主要表现为焦虑、抑郁、恐惧、压抑、愤怒、绝望等，不同性格、文化水平的患者，其病情轻重表现不同。如果癌症患者的负面情绪高涨，会助长癌细胞的势头，加重病情。消极情绪也不利于治疗的进行，不利于康复。临床上根据中医五行音乐疗法的原理进行辨证，选择相应的音乐进行治疗。张华建等（2020）运用五行音乐宫调配合穴位按摩在胃癌晚期病人安宁疗护中进行实践，研究发现五行音乐宫调及穴位按摩有助于提高安宁疗护胃癌病人的睡眠质量与生活质量。根据五音对五脏的原则，选用角、徵、宫、商、羽中与胃癌相对应的宫音乐曲。薛静等（2017）对癌症化疗病人实施音乐疗法，结果显示音乐疗法可以减轻化疗病人恶心、呕吐的情况，提高病人的生活质量。陈静等（2019）研究表明，综合穴位按摩能够有效控制慢性阻塞性肺病患者喘息、咳嗽等症状，使疾病得到更好控制，从而提高病人的生命质量。

5. 在小儿脑瘫患者中的运用

荀静平等（2020）研究表明，辨证聆听中医五行音乐对小儿脑瘫睡眠障碍具有明显改善，结合患儿个人喜好，根据中医五行及脏腑主音理论辨证选曲。肝肾亏损证可以聆听角音或羽音为主的曲目，如《春之圆舞曲》《蓝色多瑙河》等。脾虚肝亢弱证可以聆听商音、宫音为主的曲目，如《阳春白雪》《十面埋伏》等。心脾两虚证可以聆听徵音、宫音为主的曲目，如《山居吟》《月光奏鸣曲》等。痰瘀阻滞证可以聆听商音、宫音或徵音为主的曲目，如《春江花月夜》《长清》等。脾肾亏虚证可以聆听宫音或羽音为主的曲目，如《流水》《二泉映月》等。每次聆听 30～60 分钟，每日 3 次，音量≤40 分贝为宜，以患儿及其家长感觉舒适、悦耳为度，分别于早上起床时、中午入睡前或睡醒后（宫音于进食前或进食中）、夜晚入睡前聆听，连续 3 个月。赵佳和黄新瑞（2018）通过分析针刺结合音乐疗法治疗小儿脑瘫患者的效果，发现音乐疗法通过利用音乐可以有效缓解或减轻患儿的身心障碍及社会性障碍，鼓励患儿建立信心适应社会生活。针对小儿脑瘫患者采用针刺联合音乐治疗方案可以改善其认知、言语，值得临床应用与推广。

中医五行音乐多以我国传统民乐为主，如《渔舟唱晚》《春江花月夜》《梅花三弄》《十面埋伏》等耳熟能详的乐曲，容易引起参与者情感的共情、共鸣。中医五行音乐在临床中得到广泛应用并已收到良好的疗效反馈，且已经广泛应用于与亚健康相关的抑郁、焦虑、更年期抑郁等情志失调的照护中。参与者不仅由单纯的养身变为修养身心，还可以让积蓄的不良情绪得以宣泄、缓解，达到身体阴阳平衡、五行和谐、血脉通畅、提高自身免疫力的效果。

六、认识阴阳五行

在养老机构或社区中开展中医五行音乐疗法可以联合其他方法，如导引、气功、运动、心理治疗、针刺、电疗、穴位按摩、耳穴埋籽等，对于疾病防治、活化身体等方面有一定效果。我们在开展中医五行音乐疗法时，首先要了解中医五行音乐的相关理论基础，还要了解阴阳五行的对应关系，为治疗的开展提供理论基础。

阴阳五行，可分为"阴阳"与"五行"，然而两者互为辅成，五行必合阴阳，阴阳必兼五行。阴阳，是指世界上一切事物中都具有的两种既互相对立又互相联系的力量；五行即由木、火、土、金、水 5 种基本物质的运行和变化所构成，它强调整体概念。阴阳与五行两大学说的合流形成了中国传统思维的框架。

阴阳五行学说是我国古典哲学的核心，是古代朴素的辩证唯物哲学思想，是上古认识自然和解释自然的世界观和方法论。中国贤哲拈出"阴阳"二字，来表示万物两两对应、相反相成的对立统一，即《老子》所谓"万物负阴而抱阳"、《易传》所谓"一阴一阳之谓道"。《易经》便是讲"阴阳"变化的数理和哲理。阴阳包括五行，五行含有阴阳，宇宙间的一切事物根据其属性可分为两类，即阴类和阳类。阳类具有刚健、向上、生发、展示、外向、伸展、明朗、积极、好动等特性；阴类具有柔弱、向下、收敛、隐蔽、内向、收缩、储蓄、消极、安静等特性。任何一个具体的事物都具有阴阳的两重性，即阴中有阳、阳中有阴。万物的阴阳属性根据环境的改变而发生改变，阴阳属性不是两个对立的端点，而是一条直线、一个动态的过程，这一动态过程伴随着事物终身，决定事物发展的进程。阴阳具有相关性、普遍性、相对性。

五行之间存在着相生相克的关系，生克是矛盾的两个方面，也就是阴阳的两个方面。相生相克是事物的普遍规律，是事物内部不可分割的两个方面。生克是相对的：没有生，就无所谓克；没有克，也就无所谓生。有生无克，事物就会无休止地发展而走向极端，造成物极必反，由好变坏；有克无生，事物就会因被过分压制而丧失元气，走向衰败。

任务实施

1）制作中医五行音乐疗法 PPT 目录。

2）收集中医五行音乐疗法相关资料（包括文本、图片、视频等）。

3）制作中医五行音乐疗法PPT。

4）分组讲解中医五行音乐疗法的基础知识。

5）讨论中医五行音乐疗法的实践意义。

任务评价

表2-5为品味中医五行音乐疗法任务评价表。

表2-5 品味中医五行音乐疗法任务评价表

序号	评价项目	评价标准	比例/%
1	前期评估	评估参与者的情况，包括个人病史、健康状况、肢体活动度、生活习惯、情绪、喜好特点、活动参与意愿及对中医五行音乐的了解等	10
2	方案选择	根据评估的结果确定治疗的重点、难点，确定中医五行音乐在治疗中充当的角色（主导或是辅助），确定治疗的重点	20
3	氛围营造	环境布置舒适温馨，令人感到轻松愉悦	20
4	治疗过程	分发辅具，选择合适的曲目。活动过程中尊重且不必勉强参与者。注意观察参与者对音乐的反应，依据现场情况及时调整，并给予适当协助	30
5	记录反馈	在治疗结束后与参与者交流活动感受，询问是否有需要调整的地方，并将参与者反馈的问题及时记录，根据参与者意愿适当地调整	10
6	效果评价	参与者积极参与活动，能够与治疗师建立信任友好的关系，且主动与治疗师交流	10

延展阅读

正 念 疗 法

正念疗法是以正念为核心的心理疗法。正念是佛教禅修的主要方法之一，强调有意识地、不带评判地觉察当下。正念疗法是基于佛教的修行方式和理念，结合心理治疗理论和方法所发展的一种新的心理治疗方法。在治疗中，正念疗法不涉及宗教思想和仪式，只介绍成功的研究结果和具体的练习方法，因此其适用范围较广。

以正念为核心的心理疗法是目前美国最为流行的疗法之一，其疗效获得了从神经科学到临床心理方面的大量科学实证支持，相关研究获得了美国国立卫生研究院的大力支持。其独特之处在于：①治疗目标不局限于身体层面，主张达到身心的全面健康；②治疗方式不是以被动接受为主，而是体现参与者的自我指导、自我决定和自我疗愈。

医学研究显示，以适当的方法坚持练习某些类型的正念练习，可以改善心血管系统问题、提升免疫力、缓解疼痛（如神经性头痛、腰痛等），治疗和缓解焦虑、抑郁、强迫、冲动等情绪心理问题。正念已经进入大众的视野，以正念为基础的心理疗法也越来越为人们所接受，并成为心理治疗领域的一个新趋势。

目前，较为成熟、接受度较高的正念疗法分为以下类别。

1. 正念减压疗法

正念减压疗法（mindfulness-based stress reduction，MBSR）最初是由美国马萨诸塞大学医学中心附属减压门诊卡巴金教授提出，后来诸多学者根据自己的需要把它逐步改进。一般来说，包括躯体扫描、静坐观呼吸、行禅、瑜伽练习等。正念减压疗法一般采取连续 8 周左右、每周 1 次的团体训练课程形式，每个团体以 30 人以内为宜，每次训练时间为 2~3 小时，不仅练习正念禅修，还可以工作坊或头脑风暴的形式讨论关于如何以正念和平等心来面对与处理生活中的不良情绪等。

2. 正念认知疗法

正念认知疗法（mindfulness-based cognitive therapy，MBCT）是以正念减压疗法为基础的，将正念训练与传统的认知疗法相结合的一种治疗方法。正念认知疗法是一系列正念疗法中应用最为广泛的心理治疗手段，其更关注于注意力的训练。正念认知疗法主要用于抑郁症、焦虑症、抑郁症复发等的治疗，采用的也是 8 周的集体治疗方式，包括静坐冥想和行禅、身体扫描、呼吸空间、认知记录等练习。

3. 辩证行为疗法

辩证行为疗法（dialectical behavioral therapy，DBT）是玛沙·莱恩汉创立的专门针对边缘型人格障碍（borderline personality disorder，BPD）患者的治疗方式，其核心内容为正念禅修。练习者被鼓励去接受他们自己、他们的过去及当前他们所处的情境等，与此同时，他们尽可能努力地去改变他们的行为和环境，以构建一个更好的生活状态。

4. 接纳与承诺疗法

接纳与承诺疗法（acceptance and commitment therapy，ACT）的目标是治疗应对负面情绪的规避行为、对认知对象的过激反应，以及面对无法做出行为改变的承诺。接纳与承诺疗法的对象需要接受自我观察训练，评估自己是否能够观察到自己的身体感觉、思想和情感。

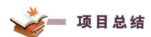 **项目总结**

音乐作为一种艺术形式，不仅可以给老年人以美的视听享受，而且可以作为一种缓解压力、焦虑，传达积极向上力量的工具，给老年人带来欢乐和喜悦的心情。利用音乐疗法，可以帮助老年人有目的、有计划地达到治疗、康复的目的，提高个体生活质量和幸福指数。本项目介绍了 4 种主要的音乐疗法，在具体实施中，应针对老年人的不同状况选择不同的疗法。

音乐其实就在我们身边，时刻都伴随在我们左右。请将我们的烦恼、忧愁等情绪统统交给它，它会带给我们愉悦和希望。

项目三

芳 香 疗 法

项目介绍

　　芳香疗法是利用芳香植物的纯净精油来辅助医疗工作的一种疗法。人们从大自然中各种芳香植物的不同部位（如桉树的叶、玫瑰的花、佛手柑的果皮等）中提炼出具有不同气味和颜色的精油。这些精油具有易渗透性、高流动性、高挥发性的特点，当精油渗透于人的肌肤或挥发于空气中被人体所吸入时，就会对人们的情绪和身体功能产生良好作用。

任务一 认识芳香疗法

任务目标

『知识目标』

1. 了解芳香疗法的历史、应用与发展趋势。
2. 了解芳香疗法中的精油与植物油。
3. 掌握芳香疗法运用于老年人照护的相关知识。

『技能目标』

1. 能够判别精油选择的方法与注意事项。
2. 掌握冷压植物油和精炼植物油的差别。
3. 掌握芳香疗法照护老年人的注意事项。

『职业素养目标』

培养正确的芳香疗法观念。

任务描述

以小组为单位，在学习相关理论后形成小组观点，绘制认识芳香疗法的思维导图，并根据思维导图完成学习成果口头汇报。

相关知识

一、芳香疗法概述

芳香疗法已有数千年的历史，起源于古埃及等古文明，近代盛行于欧洲。

（一）芳香疗法的含义

人们提到芳香疗法就会想到香氛、放松等词语，在法国、英国，芳香疗法是辅助性的医疗，针对个体身心进行全方位的疗愈。

芳香疗法实际上并不是纯粹利用香味的疗法，而是利用植物萃取精华，通过嗅觉、按摩等方法，使身心感到舒适，进而对生理、心理产生作用和影响。

（二）芳香疗法的历史

自古以来，人类就发现某些植物可以帮助减轻疾病的不适，几千年前中外文明的药典书籍都有药草治病的详细记载，《礼记》中有"男女未冠笄者，鸡初鸣，咸盥漱，栉縰，拂髦总角，衿缨，皆佩容臭"，即是记载当时每逢端午节，需焚烧艾叶、菖蒲避邪防疫外，也会佩戴香包，以达到杀虫、清神醒脑的作用。

　　约公元前 3000 年，古埃及人发现雪松具有抗菌防腐的效果，便利用其精华制作木乃伊。在祭典或节庆时，女人会用芳香植物制作香膏，捏成锥状放在头顶使其熔化释出香味。

　　约公元前 2000 年，古印度在《吠陀经》中已有姜、肉桂等多种芳香植物运用在宗教和医疗上的记载。

　　约公元前 460 年，古希腊医学之父希波克拉底是第一位以确实观察来建构医学知识与治疗原则的医师，其著作所载药草处方有 300 多种。他建立"四种体液"学说，他认为健康之道在于每日用精油泡澡和按摩，而这也是今日芳香疗法的中心原则。

　　我国最早的中药学著作《神农本草经》，记载了 365 种药物的疗效。

　　中世纪的波斯医生伊本·西那的著作《医典》，记录了 670 种药用植物，运用按摩与食疗治病，改进当时的蒸馏法萃取精油。他是第一个使用蒸馏法蒸馏玫瑰精油与花水的人。波斯玫瑰之所以有名，是因为当时古老的蒸馏工艺让玫瑰的芬芳得以流传至今，成为高级香水和化妆品的珍贵原料。

　　12 世纪，欧洲十字军东征带回了阿拉伯的香水与蒸馏设备，欧洲开始用芳香植物萃取精油。

　　1347 年，黑死病在欧洲大流行，熏蒸消毒被认为可消除空气中的致病源，人们在大街上焚烧松树、乳香，并在身上挂满鼠尾草、百里香、薰衣草，保护自己预防黑死病的感染。

　　1578 年，李时珍完成中国历史上本草学大成著作——《本草纲目》，记载了 1800 多种植物药材及 11 096 种药方。

　　1950 年，玛格莉特·摩利夫人首度将精油运用于按摩。她是一位生物化学家及植物学家。第二次世界大战后，她首创将芳香疗法带入健康、美容、饮食、烹饪等不同领域，让芳香疗法更加普及，成为最受欢迎的实用保健产品。

　　1961 年，摩利夫人出版《青春的财富》，将芳香疗法应用在美容护理上，她觉得精油通过皮肤或吸闻方式浸入人体最有疗效，并发展出一套按摩手法，沿用至今。

　　1977 年，英国按摩师和护理师罗伯·滴莎兰德出版《芳香疗法的艺术》，成为英国芳香疗法界的先驱。

　　1982 年，英国派翠西亚·戴维斯创办伦敦芳香疗法学校。从伦敦芳香疗法学校毕业的温佑君女士，将芳香疗法结合医术引进我国台湾，并于 1998 年成立肯园。

　　1996 年，法国医师潘威尔和化学家法兰贡合著《精确的芳香疗法》，此书是他们自 1970 年以来的研究成果总结，深具学术价值。

　　进入 21 世纪，芳香疗法迅速在中国美容市场上发展起来。芳香疗法的应用更为广泛，已成为美容行业不可阻挡的发展趋势。

　　芳香疗法已受到许多专业医护人员的肯定，并且在很多医院、疗养院运用芳香疗法来帮助他人恢复健康。在回归自然的新生活观念趋势下，我国的芳香疗法市场蓬勃发展，它已应用于医疗、保健、美容、日用品等行业。

（三）芳香疗法的发展及趋势

时至今日，芳香疗法虽不是主流医学，但在欧洲许多国家的医疗体系中还是占有一席之地，成为辅助医学的一部分。

1. 芳香疗法在各国的发展

（1）英国

1960 年，摩利夫人大力推动芳香疗法，将芳香疗法带入健康、美容、饮食、烹饪等不同领域。国际芳香治疗师学会（International Federation of Arormatherapists，IFA）于 1985 年在英国伦敦创会，是英国芳香治疗组织中最大、最权威的机构之一。

（2）法国

因化学实验爆炸灼伤手的现代芳香疗法之父——化学家盖特福赛，使用薰衣草精油治愈烧伤，并于 1928 年首次提出芳香疗法概念。1939 年，第二次世界大战担任法国派驻越南的外科军医瓦涅，利用精油为战士们治疗许多疾病和伤口，疗效颇佳。离开部队后，他致力于研究芳香疗法，并在众多医学刊物中介绍了芳香疗法的成果。法国的芳香疗法学派多偏重专业医疗学术的方向研究，临床资料十分丰富。

（3）德国

早期芳香疗法并不盛行，而精油主要由自然疗法师和药草专家使用，德国在精油的化学结构和能量研究及属性等方面的研究非常专业。

（4）中国

随着中国经济的蓬勃发展，人们的生活水平随之提高，紧张的生活节奏及沉重的工作压力让许多人开始注重身心的平衡，追求更高质量的生活，因芳香疗法可兼顾身心保健，逐渐被越来越多的人所接受。

2. 芳香疗法在不同领域的发展

芳香疗法的基本原理与针灸治疗、药草植物医学、顺势疗法等有共通之处。目前，芳香疗法在医疗、养身保健、SPA（水疗）等领域有所发展。

（1）医疗

在欧洲国家，芳香疗法运用在医院安宁病房癌末照护上已有非常丰富的经验，并受到重视和认同。近年来，我国台湾有些医院也将芳香疗法运用在安宁病房的照护上。

（2）养身保健

许多文献数据及临床报告显示，使用天然的植物精油能够延缓皮肤老化、促进新陈代谢、提高免疫机能、安定情绪。

（3）SPA

当今社会，人们各方面的压力倍增，借助 SPA 调剂身心已蔚然成风，在身心照护上结合天然植物精油的芳香疗法，其效果颇为明显。

3. 芳香疗法的趋势

芳香疗法在欧洲被称为自然疗法、辅助医疗，其运用天然植物萃取精华，通过嗅觉、按摩等方法，使身心感到舒适，进而对生理、心理产生作用和影响。如今，人口老龄化是世界各国共同面临的问题，未来与老年人相关的产业，涉及食、衣、住、行、育、乐等方面，包括保健食品、养生餐饮、健康器材、运动健身、抗衰老商品、养老照护及居家照护等，这些带动的庞大商机已不容小觑。

现代人对养生保健越来越重视，借由消费维持健康与追求长寿，已不再是有钱人的权利，如养生食品已普遍出现分龄销售的趋势，消费者更能针对年龄、体能状况与多元需求找到量身打造的营养保健配方，辅助医疗、自然疗法、预防医学、健康产业将成为未来产业的主流。

芳香疗法中使用的大多数精油都是药用植物，可帮助身体恢复机能，使身体拥有平衡、自愈能力。

精油可以促使内啡肽形成，对神经系统产生影响，对改善人们的情绪状态、缓解压力具有帮助。

二、认识植物精华——精油

精油是从植物的花、叶、茎、根或果实中，通过水蒸气蒸馏法、挤压法、冷浸法或溶剂提取法提炼萃取的挥发性芳香物质。从古至今，人们发展了许多不同的萃取方法，而不同的方法所提炼出的精油的纯度、有效成分、香气不同，造成精油价格的差异。

（一）植物精油的产生

并不是所有的植物都能产出精油，只有那些含有香脂腺的植物才能产出精油。不同植物的香脂腺分布有区别，如分布在花瓣、叶子、根茎或树干上。精油里包含很多不同的成分，如玫瑰精油由 250 种以上不同的分子结合而成。精油是由一些很小的分子所组成，这些高挥发物质，可由鼻腔经由呼吸道进入身体，通过大脑的边缘系统，调节情绪和身体的生理功能。所以在芳香疗法中，精油可强化生理和心理的机能。每一种植物精油都有一个化学结构来决定它的香味、色彩、流动性和它与系统运作的方式，也使得每一种植物精油具有自己独特的功能。

（二）精油的萃取方法

即使是同一种植物，不同部位萃取的精油成分也会有所不同。常见的精油萃取方法有蒸馏法、冷压法、脂吸法、溶剂萃取法、二氧化碳萃取法。

1. 蒸馏法

蒸馏法（steam distillation）是目前最常见的萃取方法，其可分为蒸汽蒸馏法、水蒸馏法两种。

蒸汽蒸馏法是把植物放在网架上，另外加热水让蒸汽通过植物把其中的精油成分带出。使用蒸汽蒸馏法萃取的过程中须加热，在高温的情况下，有许多对热不稳定的精油成分会被分解破坏，因此一些热敏感的精油或香气成分不能采用这种方法萃取。

水蒸馏法是把植物完全浸在水中，并在最短时间内加热至沸腾。由于沸腾时精油会因蒸汽热度突破储油细胞而释放到水蒸气中，水蒸气在通过冷凝系统时就凝结成为液体。一般而言，这种含有精油的液体留在精油器内一段时间后，由于精油与纯露的相对密度不同，就会分层而可分离并分别收集。

2. 冷压法

冷压法（cold pressing）常用于萃取柑橘属的植物上，如甜橙、葡萄柚、佛手柑等。柑橘属植物的精油蕴含于果实表皮外缘的液囊中，因此只需挤压即可取得。

3. 脂吸法

脂吸法（enfleurage）是萃取花朵类精油非常费工的方法，也是最古老的方法。该方法首先将花朵层层剥离，其次在玻璃板上涂抹厚厚的油脂，然后将花朵放在沾满油脂的玻璃板上，待花朵香气完全被油脂吸收后再换一批新鲜的花朵。如此重复，直到油脂吸饱香气，把含有香气的油脂放在乙醇内摇动 24 小时，即可将精油分离，获得的精油又称为脂吸原精（enfleurage absolute）。

4. 溶剂萃取法

溶剂萃取法（solvent extraction）是利用溶剂的溶解力将植物的精华萃取而出，溶解出来的物质包含精油及非挥发性成分（蜡质、植物色素等），由于化学溶剂沸点较精油低很多，最后再利用减压蒸馏方式，将化学溶剂分离而出。通常，第一道溶剂萃取后，所得到的有效物质浓度极高，去除溶剂后会得到蜡质，此蜡质称为凝香体，其中包含大量蜡质、颜料色素与芳香物质。第二道使用酒精萃取凝香体，去除植物蜡与杂质，所得到的产物就是原精。该法通常用来替代脂吸法萃取细致昂贵的花朵类精油。

5. 二氧化碳萃取法

二氧化碳萃取法（carbon dioxide extraction）是目前最新的精油萃取方法之一。该方法运用高压及中温将二氧化碳转化成液态，运用同蒸馏法一样的方式萃取精油后，恢复压力及温度，使二氧化碳转化成气态挥发，该方法没有受热破坏和化学残留问题，所得的精油纯净且稳定，但设备非常昂贵，消耗的能源也极大，利用该方法萃取的精油单价相对也会较高。

三、芳香疗法的重要角色——植物油

精油是植物的精华，其浓度高、挥发性强，一旦接触空气就容易挥发，如果未经稀释不可直接使用于人体上。精油不溶于水，但溶于脂肪，所以使用精油时必须与植物油调和后涂抹。植物油又称为基础油、基底油、媒介油。

（一）认识植物油

植物油的主要作用是作为与芳香精油混合的媒介，精油很容易溶于植物油且与皮脂相近，适合涂抹全身，而且易于吸收渗透。需要说明的是，芳香疗法中使用的植物油必须是用冷压法制造的植物油，通常不超出 70℃，可完好保留植物中的矿物质、维生素、脂肪酸等有机物质。

（二）冷压植物油的介绍

1. 甜杏仁油

英文名称：sweet almond oil。
提取植物：扁桃。
主要产地：地中海气候国家、美国加利福尼亚州。
萃取部位：核仁。
萃取方法：冷压。
成分：饱和脂肪酸 8%、单元不饱和脂肪酸 65%、多元不饱和脂肪酸 27%、维生素 A、维生素 B_1、维生素 B_2、维生素 B_6、维生素 E。
特性：具有软化肌肤的效果，适合干性肌肤使用，有减缓发炎、舒缓湿疹和牛皮癣等发痒及晒伤的功效。

2. 霍霍巴油

英文名称：jojoba oil。
提取植物：霍霍巴。
主要产地：墨西哥、美国加利福尼亚州。
萃取部位：霍霍巴籽仁。
萃取方法：冷压。
成分：饱和脂肪酸 93%、单元不饱和脂肪酸 6%、多元不饱和脂肪酸 1%、液态蜡。
特性：霍霍巴是一种植物液态蜡，成分结构类似人的皮脂，亲肤性极佳，适用于任何肤质，对皮肤干燥极具平衡功效，可改善干癣、湿疹。

3. 榛果油

英文名称：hazelnut oil。
提取植物：榛果。
主要产地：法国。
萃取部位：核仁。
萃取方法：冷压。
成分：饱和脂肪酸 9%、单元不饱和脂肪酸 74%、多元不饱和脂肪酸 17%（亚麻油酸）。
特性：高渗透性，有收敛的作用，刺激血液循环，适合油性肌肤、粉刺和面疱肌肤使用，具有极高的防晒作用。

4. 鳄梨油

英文名称：avocado oil。

提取植物：鳄梨。

主要产地：美洲中部地区。

萃取部位：果肉。

萃取方法：冷压。

成分：饱和脂肪酸19%（棕榈酸）、单元不饱和脂肪酸68%、多元不饱和脂肪酸13%（亚麻油酸）。

特性：绝佳的皮肤软化剂，滋润度极高、延展性好、渗透速度快，非常适合干性肌肤，具有保湿、抗皱等功效。

5. 月见草油

英文名称：evening primrose oil。

提取植物：月见草。

主要产地：法国、澳大利亚、墨西哥。

萃取部位：种子。

萃取方法：冷压。

成分：饱和脂肪酸8%、单元不饱和脂肪酸1%、多元不饱和脂肪酸80%（亚麻油酸r-次亚麻油酸）。

特性：月见草油可内服、外用，在医药方面有相当多的研究与应用，能有效改善经前期综合征、更年期、湿疹、特应性皮炎等症状。

6. 玫瑰籽油

英文名称：rose hip seed oil。

提取植物：玫瑰籽。

主要产地：智利、俄罗斯。

萃取部位：种子。

萃取方法：冷压。

成分：饱和脂肪酸6%、单元不饱和脂肪酸13%、多元不饱和脂肪酸78%（r-次亚麻油酸）。

特性：促进细胞再生，使皮肤白皙透亮，对于伤口的修护效果极佳，非常适合用于美白淡斑、预防妊娠纹、除疤，也可处理湿疹和牛皮癣等皮肤症。

7. 南瓜籽油

英文名称：pumpkin seed oil。

提取植物：南瓜籽。

主要产地：奥地利。

萃取部位：种子。

萃取方法：冷压。

成分：饱和脂肪酸 15%、单元不饱和脂肪酸 46%、多元不饱和脂肪酸 45%（亚麻油酸）、维生素 E、锌。

特性：南瓜籽油多用于内服。在印度、欧洲和美洲都有悠久的应用历史，医药方面有相当多卓越的研究与应用，它含有相当高比例的 ω-6 和 ω-3 脂肪酸，因此是较滋养的植物油之一。南瓜籽油适合男女老幼作为优质脂肪酸的摄取来源。

8. 向日葵油

英文名称：sunflower oil。

提取植物：向日葵。

主要产地：法国、澳大利亚。

萃取部位：种子。

萃取方法：冷压。

成分：饱和脂肪酸 12%、单元不饱和脂肪酸 24%、多元不饱和脂肪酸 64%、维生素 A、维生素 B 族、维生素 D 和维生素 E。

特性：质地清淡细致，适合任何肌肤，吸收渗透力好，适合作为芳香疗法师按摩时的基础油。

9. 椰子油

英文名称：coconut oil。

提取植物：椰子。

主要产地：东南亚国家。

萃取部位：果肉。

萃取方法：冷压。

成分：饱和脂肪酸 85%、单元不饱和脂肪酸 7%、多元不饱和脂肪酸 2%。

特性：椰子油含大量饱和脂肪酸，在低温下会形成固态，油质稳定耐高温；椰子油可以使肌肤光滑，适合用于干性头发的保养。

10. 澳大利亚坚果油

英文名称：macadamia oil。

提取植物：澳大利亚坚果。

主要产地：澳大利亚、夏威夷。

萃取部位：果仁。

萃取方法：冷压。

成分：饱和脂肪酸 15%、单元不饱和脂肪酸 83%、多元不饱和脂肪酸 2%。

特性：质量很稳定，质地触感细致，适合任何肌肤保养，也适合作为防晒用品。

四、精油品质判别与选择

现在市面上精油产品众多、质量参差不齐，售价也从百元到千元不等，我们该如何挑选品质好的精油呢？优良的精油产品会清楚标识英文名称、拉丁学名、制造商、成分、产地等信息。因此，在购买前应留意研读产品卷标信息，把握以下判别原则。

（一）判别精油质量的方法

精油的质量我们无法用肉眼正确判别，所以需要了解厂商能否提供相关检验文件证明精油的质量。

1）气相色谱-质谱分析（gas chromatography–mass spectrometry，GC-MS），可从 GC-MS 的组成和比例了解精油的质量。

2）选择有国际认证的精油，如澳大利亚药品管理局、澳大利亚有机认证机构（Australian Certified Organic，ACO）、美国农业部（United States Department of Agriculture，USDA）有机认证的芳香精油产品，质量更有保障。

除了相关检验文件证明之外，还必须从购买经验（如气味、价格及供货商的信誉）判断，找可靠的厂商选购较有保障。

（二）选择精油的注意事项

精油的包装上一定要有详细的标识，具体包括以下几方面。

1. 100%精油

真正的纯精油标签通常会标识"100%精油"或"100%纯天然植物精油"，其他常见的说法与含义如下：Aromatherapy Oil——香薰油，一般为天然精油掺基底油，可作为按摩油使用；Fragrant Oil——芳香油，其精油含量可能只有 2%～3%，气味很香但不具有疗效。

2. 英文名称及拉丁学名

专业芳香精油应该会标识植物的英文名称及拉丁学名，如高地薰衣草的英文名称为 lavender high elevation，而拉丁学名为 *Lavandula angustifolia*，这对于芳香疗法师也是一个相当重要的精油信息。举例来说，薰衣草有相当多的品种，拉丁学名如 *Lavandula angustifolia*、*Lavandula dentata*、*Lavandula latifolia* 等，所呈现的味道及细微特性也不尽相同，若没有标识清楚，可能会造成错误选购的情况。

3. 深色玻璃瓶

100%纯天然植物精油容易挥发，且会因光照造成破坏变质而失去功效。因此，专业的厂商多以深色且有阻光效果的玻璃瓶盛装，不建议购买以透明玻璃瓶或塑料瓶包装的精油，这是因为：一是精油质量状况不明；二是精油长时间与塑料瓶接触会分解而释出塑料瓶的有毒成分，恐造成健康隐患。专业精油大多是以深色玻璃瓶搭配塑料瓶盖，因瓶盖不会长时间直接接触精油故不会有安全顾虑。

4. 产地标识

植物种植的产地很重要，不同的种植环境（包括温度、湿度、土壤、雨量等）影响生长条件，即使是同品种植物，如果种植环境不同，其萃取出的精油的香气、质量、成分与疗效皆有所不同。以薰衣草为例，日本、美国等国家的薰衣草皆不及法国普罗旺斯薰衣草的香气，故价格也有差异。

5. 萃取方式

不同的萃取方式会影响精油的萃油量，也会直接影响价格。例如，采用蒸馏法、冷压法、脂吸法、溶剂萃取法、二氧化碳萃取法萃取出的精油的香气、质量、成分与疗效皆有所不同。

6. 栽种方式

不同的栽种方式也是影响价格的重要因素之一。例如，有机栽培、野生生长、人工栽培，其价格就不同。因此，不同的栽种方式都应标识清楚。

7. 提醒文字

瓶身应有精油使用禁忌的提醒文字。例如，"需将精油放在儿童拿不到的地方"；"不可用于眼睛或皮肤黏膜处"等。

8. 制造日期

瓶身应标明制造日期，并标识有效期限，使用者最好在有效期内用完，这样才能确保精油的使用效果是最佳的。

9. 容量标识

瓶身应标明精油的容量，容量不同，其价格也会有差异。

10. 厂商标识

标识制造商可以确保精油质量的来源，写明进口商的详细数据可以方便消费者查询或咨询。例如，若有产品使用问题，可通过进口商信息进行咨询。

（三）精油的保存和使用方式

100%纯天然植物精油的某些成分较易挥发，应注意保存和使用时的方式，才能保持精油良好的品质。

1）精油应被保存在阻光瓶中。阳光照射会造成精油被破坏变质而失去功效。因此，专业的厂商多以深色且具有阻光效果的玻璃瓶盛装精油。

2）精油应避免存放在阳光直接照射、温度过高、潮湿的地方，而应存放在阴凉通风的地方。

3）未开封的精油，保存的有效期限为 5 年。

4）打开时，瓶盖应朝上放置，使用完毕后瓶盖需马上拧紧，避免精油受污染。

5）打开时，手不可直接触碰瓶口，避免精油受污染。

五、芳香疗法与老年人照护

老龄化社会让我们对老年人的身心护理非常关注。老年人骨头脆弱，视觉、听觉等器官功能逐渐衰弱，身体各项机能下降，癌症、抑郁症、心血管病、高血压等疾病的高发也会给老年人的身心健康造成压力。芳香疗法注重人的身、心、灵的整体健康，因而对老年人整体健康提供了较多的可能性。

（一）芳香疗法对老年人的益处

医学研究证实，当嗅神经把精油的香味传送到大脑时，会引起记忆、学习、情绪的连锁反应，使患者心境转换、情绪稳定；同时，经由按摩使精油分子进入皮肤，可以改善循环、促进细胞再生，并有抗菌的作用，对伤口护理也有所改善。一般来说，老年人在住进养护机构后，容易出现恐惧、担忧、不信任、冷漠等负面情绪，同时身体会出现很多不适症状，如疼痛、皮肤病变、呼吸困难、恶心呕吐、腹胀、失眠等，这些不适症状都可以通过芳香疗法来改善。

（二）老年人实施芳香疗法的照护原则

芳香疗法主要是利用纯天然植物精油（如高地薰衣草、茶树、甜橙、柠檬等天然精油），以熏香、泡澡或加入冷压植物油调和后全身涂抹、按摩等方式进行。针对老年人实施芳香疗法时，需要先行评估老年人基准行为，包括心理情绪与身体机能等状态，量身设计符合老年人需求的精油配方及使用方式。芳香疗法通常会结合心灵音乐、精油调息、身体按摩、花茶品尝等方式进行。

（三）老年人实施芳香疗法照护的注意事项

1）老年人的皮肤既薄又脆弱，碰撞容易出现瘀伤、出血、破皮，甚至会有皮肤干燥、干痒等情形，因此在涂抹精油时必须轻柔。

2）对于受损皮肤应非常小心，应先处理擦伤和裂伤部位。

3）老年人的新陈代谢缓慢，使用的精油浓度以 1%～2% 为宜，甚至可以更低，不宜增加负担。

4）长期卧床的老年人，建议每天全身涂抹按摩油 1～2 次，除了增强免疫系统外，还可以增强皮肤的抵抗力，减少褥疮的产生。

5）如果肌肤太干燥，此时肤况已无法吸收植物油，建议先使用无化学添加的乳液，待皮肤较湿润时再使用调和好精油与植物油的按摩油涂抹。

6）对于拒绝接受精油按摩的老年人，建议先采用熏香、扩香等方式调节其情绪。

老年人实施芳香疗法照护可以缓解术后病痛等身体不适症状，改善老年人的情绪，加强老年人身、心、灵的整体健康，提高其生活质量。

任务实施

1. 请根据任务描述中的要求，按以下步骤完成认识芳香疗法的思维导图。
1）按照 4~6 人为一组进行分组，小组讨论，确定至少 5 个认识芳香疗法的关键词。
2）根据本任务中提供的信息找出支撑内容与数据。
3）设计思维导图分级结构及样式。
4）完成认识芳香疗法思维导图的绘制。
2. 在下面的空白处绘制认识芳香疗法的思维导图，并进行具体内容的介绍。

任务评价

教师根据每个小组的任务完成情况，参照评价项目及各项完成情况由高至低，分别在表 3-1 的 A、B、C 选项下面打"√"。

表 3-1　认识芳香疗法思维导图任务评价表

评价内容		评价等级		
		A（满意）	B（合格）	C（不满意）
认识芳香疗法思维导图	关键词数量 5 个及以上，并含有概念、判断、标准、原因、特点、影响、趋势等			
	核心主题"芳香疗法"与关键词层级分明			
	内容充实、表达清晰，能体现本节课主要的学习成果： 1. 芳香疗法概述 2. 认识植物精华——精油 3. 芳香疗法的重要角色——植物油 4. 精油品质判别与选择 5. 芳香疗法与老年人照护			
	布局、结构合理			
	文字、色彩、线条搭配得当			
	口头表述清晰、逻辑鲜明			
	思维导图设计或口头表达有创新点			
自我总结				

📖 **延展阅读**

古今中外芳香疗法之探讨

现代社会，人们处于生活工作压力下，寻求纾解压力及回归自然的渴望愈来愈热切，也造成健康美容产业如雨后春笋般到处林立。鉴于人类几千年来对自然芳香精油的实证及经验，芳香疗法使人类身、心、灵均能纾解，一直扮演着重要角色。

过去的研究指出，许多在安宁病房的病患曾接受过辅助与另类疗法的照护。芳香疗法属于辅助与另类疗法中的一种，目的是提升病患的生活质量，给予其心灵、情绪上的支持，缓解生理的不适症状。正确使用芳香疗法有助于缓解癌症患者的不适症状，如呕吐、便秘、忧郁、疲惫、疼痛、淋巴水肿、放射治疗的灼伤及失眠等。芳香疗法虽然无法治疗癌症，但它可以为癌末患者带来更舒适的身心及更舒泰的康复。施行芳香疗法作为癌症患者的辅助疗法有许多相关的问题存在，必须要有更多的研究及临床试验。希望芳香疗法能够使癌症患者获得更好、更完整的身心照护。

（资料来源：吴佳玲，黄俊薰，吴秋燕，2015. 古今中外芳香疗法之探讨[J]. 长庚科技学刊，6（22）：119-129. 节选，有改动。）

任务二 了解芳香疗法对于身心的作用

🔹 **任务目标**

『**知识目标**』

1. 了解人体吸收精油的途径。
2. 了解气味与大脑的关联。
3. 认识精油的安全用法。

『**技能目标**』

1. 能够正确使用精油。
2. 掌握使用精油的注意事项。
3. 掌握调配精油的方法。

『**职业素养目标**』

培养调配精油的耐心。

🔹 **任务描述**

以小组为单位，在学习相关知识后形成小组观点，绘制了解芳香疗法对于身心作用的思维导图，并根据思维导图完成学习成果口头汇报。

相关知识

一、人体吸收精油的途径及作用

研究精油进入人体之后如何被人体吸收代谢的过程称为药物动力学。精油借由嗅吸、涂抹等方式进入人体，进而改善人的身心状态。

（一）精油进入人体的途径

精油被人体吸收的方式有以下几种：经皮肤吸收、经鼻腔吸收、经消化道吸收、经黏膜吸收等。很多人对于经黏膜吸收、经消化道吸收都非常敏感，所以芳香疗法如何使用争议不断。有些人认为，芳香疗法应配合身体按摩，以温柔的手法让精油通过皮肤吸收，有助于强化及延长精油的疗效；有些人认为，精油经由口服是最有效的。经消化道吸收、经黏膜吸收、经鼻腔吸收等方法的代谢机制皆有不同，在法国的芳香疗法体系中较能接受经消化道吸收的观念。

（二）不同吸收途径

精油内包含许多不同的天然芳香分子（也就是化学结构），这些会被人体吸收，嗅吸、涂抹或口服都会在血液中找到精油的化学结构。

以下介绍精油经由鼻腔吸收、皮肤吸收、消化道吸收、黏膜吸收 4 种进入人体的途径。

1. 经由鼻腔吸收

精油—嗅吸
- 肺泡组织—肺泡微血管—全身血液循环
- 大脑皮质—感情、记忆、行动
- 鼻腔黏膜—嗅神经—嗅球—大脑边缘系统
- 丘脑下部—脑下垂体—内分泌系统、免疫系统等

2. 经由皮肤吸收

精油—皮肤毛孔、汗腺—末梢淋巴、血管—全身血液循环。

3. 经由消化道吸收

精油—口腔、食管—肠胃系统—肝脏—全身血液循环。

4. 经由黏膜吸收

精油—肛门、阴道等黏膜—微血管—全身血液循环。

二、激励大脑联结记忆力

每个人的鼻子都有嗅觉接收器——嗅球。嗅球接收到的气味，会通过嗅神经传递到

大脑，而且是直接送往与情绪有关的边缘系统。你是否有过闻到一股气味，就勾起一段回忆的经验呢？这个现象就与嗅神经直达和情绪有关的边缘系统有关。另外，我们喜不喜爱某种气味，也与我们的回忆有很大的关系。假设在你遇到某件不愉快的事情时，周遭全是浓浓的玫瑰花香，那么你可能会从此讨厌玫瑰花的香味。

嗅脑（olfactory brain）是气味分子通过的地方，在边缘系统下方的几个重要腺体也都跟嗅脑有关，因为它们控制着人们的喜、怒、哀、乐、恐惧、愤怒、幸福、孤独、信任、不安等情绪，嗅觉与情绪记忆的深度联结就在这里。

（一）边缘系统介绍

边缘系统由杏仁体、海马体、扣带回、下丘脑等部分组成，因位于大脑半球的边缘而得名，与情感加工有关。这种被描述为边缘系统的脑部结构与嗅觉结构相近。边缘系统包括无数在大脑皮质及皮质下区域的结构。边缘系统内的结构如下。

1）杏仁体：涉及指令刺激性的重要皮质刺激，如关于仇恨和恐惧，另外还有社交功能。

2）海马体：是形成长期记忆的必要部分，其海马旁回以形成空间记忆为主。

3）扣带回：调整心跳、血压，以及处理认知及注意力的自律功能。

4）下丘脑：经由激素的产生及释放，使自主神经系统变得规律。影响及调整心跳、血压、饥饿、口渴、性刺激及睡眠节率。

5）丘脑：大脑皮质的中转站。

（二）大脑与气味联结的关联

最能唤起人类记忆的感官是什么？很多人的答案会是视觉，但真正的答案却可能是嗅觉。根据科学研究发现，气味可以辅助人们的记忆，并引起伴随记忆的某种情绪，如闻到某种气味，想起某个人或当下的心情等，这些都是日常生活中常见的情况，但很少有人知道其中的原因是什么。

为何气味会唤醒我们头脑中的记忆？通常记忆似乎与感受联结，无论是正面的还是负面的感受，在我们对带有该气味物体形成更加客观全面的分析之前，气味就会先活化杏仁体，接着在这种气味造成立即的印象及情感的评价之后，海马体会活化并授予任务，接受并记录下这种特别气味所出现的情境。

负责处理嗅觉的大脑边缘系统，也是负责处理人类情绪和记忆的器官，所以相对于声音、色彩、形状等其他感官刺激，气味能够更直接、更迅速地影响人们的情绪和记忆。嗅觉对记忆、情绪和行为的影响是有其生理基础的。边缘系统不仅负责处理嗅觉信息，而且主管人的本能情绪和记忆，与下意识的、本能的行为有关，与消化、泌尿等身体功能的变化也有关。

具有数千年发展历史的芳香疗法就是利用萃取植物的具有香气的天然精油进行生理和心理治疗，在法国、德国和瑞士等西方国家已被正式纳入正统医学范畴。许多与嗅觉相关的研究文献表明，香气可作为一种情境刺激，其引发的嗅觉记忆比视觉记忆更持久。气味可以辅助记忆、改善学习、提高工作效率。例如，在散发茉莉花香的房间内记忆一串文字，那么将来在充满茉莉花香的环境中会更容易回想起这串文字，因为气味活化了相关文字的语意性记忆。在人脑中，掌管嗅觉的嗅球直接与掌管记忆、情绪的边缘系统相连接，经由气味浮现的记忆影像常常有很明显的情感存在其中。散发怡人香气的环境容易让人联想起愉快的事情。

三、预防及改善阿尔茨海默病

随着医疗技术的快速发展，人类的平均寿命提高，高龄人口的增加也伴随着老化疾病的到来。阿尔茨海默病是一个跟年龄非常相关的疾病。

阿尔茨海默病在 1906 年由德国医生阿尔茨海默发现，因此以其命名。阿尔茨海默病又称为老人失智症、老年痴呆症，属于大脑神经退化疾病的一种，除了导致记忆力逐渐退化外，还可能影响许多认知功能，如语言能力、判断力、计算力、空间感等。另外，在个性与情绪方面也容易出现重大转变，使个人生活能力受到影响，严重程度足以干扰日常生活。阿尔茨海默病是一种必须重视的疾病，它常被认为只是单纯老化，而忽略就医检查、测试的必要性。阿尔茨海默病不会直接造成死亡，多数是死于并发症。

美国有超过 500 万人患有阿尔茨海默病。随着 65 岁以上的美国人口的比例不断增加，患阿尔茨海默病和其他失智症的美国人数每年增长。受影响的不仅是阿尔茨海默病患者，他们的照护者也会受到影响。照护阿尔茨海默病患者通常非常困难，照护他们的许多家人或朋友最终会出现高度的情绪紧张和忧郁症。

（一）预防阿尔茨海默病

头脑就像一台计算机，前额叶主掌中央执行功能，感官接收信息，脑中部位各司其职、互相合作，进行精密的认知运作。当我们要记忆一样东西时，大脑会进行三个步骤：登录、存储和提取，这必须依赖大脑许多区域通力合作。边缘系统中的海马体帮助我们把记忆长久留存下来。

记忆不只是一个知识的存储库，它还是一个有组织的推论系统，在需要时提供给我们相关的知识，并将新知识和过去知识进行结合，帮助我们理解新知识。我们可以借由主动去处理、了解信息的意义来增强记忆。

年纪大的人处理信息的速度与能力下降，但对于已经学会的事，记忆表现不逊于年轻人。因此，我们常发现年长的爷爷、奶奶可能不记得自己把钥匙放在哪里，但说起童年往事却能娓娓道来，讲得活灵活现。年龄增长导致的记忆衰退，主要来自执行功能，尤其与工作记忆或注意力系统速度与容量的退化有关。

虽然目前没有药物能完全治愈阿尔茨海默病，但是多从事能刺激大脑运作的活动，可以有效降低罹患该病的风险，建议采用以下方法预防阿尔茨海默病。

1. 培养兴趣

参与课程学习、定期阅读、绘画、园艺、旅游、接受新的知识等，都是不错的选择。另外，聆听音乐也能调节情绪，借由乐器的操作或演奏，促进与他人的语言沟通，达到预防该病的目的。

2. 运动习惯

每周可维持 2 次以上的运动习惯，对阿尔茨海默病都有预防作用，如健走、爬山、跳舞、游泳、打太极拳等。

3. 饮食摄取

可采用地中海式饮食，以蔬果、五谷杂粮为主，多吃豆类、坚果、橄榄油，适量食用牛奶与奶制品补充蛋白质与钙质。研究证实，地中海式饮食除了能降低心血管病的风险外，更能降低罹患阿尔茨海默病的概率。

4. 人际互动

积极参与社交活动，如小区活动、公益社团、朋友或同学聚会、下棋、打牌等，都有助于促进大脑运作，降低患阿尔茨海默病的风险。

5. 降低"三高"

高血压、高胆固醇、高血糖是增加患阿尔茨海默病概率的高危险因子。研究显示，糖尿病可能造成记忆或认知的衰退，稳定控制血压也能降低罹患阿尔茨海默病的风险，当血液收缩压高于 160 毫米汞柱（mmHg）[①]，且未接受治疗者，发病概率是一般正常人的 5 倍。

6. 避免头部受伤

头部曾受到严重创伤的人，罹患阿尔茨海默病的风险是一般人的 4 倍以上，头部受伤是患阿尔茨海默病的高危险因子。

7. 良好的睡眠质量

2013 年发表于《美国医学会》期刊的研究结果指出，失智风险与睡眠质量是相关的，睡眠质量较佳者，未来罹患阿尔茨海默病的概率较低；而睡眠质量较差者，罹患阿尔茨海默病的风险就明显升高。

阿尔茨海默病是大脑类淀粉斑的大量沉积所致。经动物实验发现，睡眠有助于清除基因转殖老鼠脑内的类淀粉斑；相反的，被剥夺睡眠的老鼠其脑内类淀粉斑就明显增加。因此，有学者推测，良好、充足的睡眠能够降低或延缓该病的发生。

所以，睡眠质量不佳可能是患阿尔茨海默病的前兆之一。如果有长期失眠的状况，尤其是家中长辈，就应该及时就医检查并定期追踪。

（二）改善阿尔茨海默病研究方法

阿尔茨海默病的疾病进展是不可逆的，目前的药物无法根治，只能延缓症状恶化。以下是美国食品药品监督管理局核准使用的药品：乙酰胆碱（acetylcholine）是对记忆和

---

① 1 毫米汞柱=0.133322 千帕，下同。

学习重要的一种神经传递物质，多奈哌齐（donepezil）、利凡斯的明（rivastigmine）、加兰他敏（galantamine）可维持乙酰胆碱较高的浓度，治疗轻微到中度阿尔茨海默病。另一种药物，美金刚（memantine）可抑制谷氨酸盐的活性（谷氨酸盐会导致神经细胞过度兴奋性活化而使神经细胞死亡），此药获准使用于治疗中度到重度阿尔茨海默病，但目前使用这些药物的效果大多还不理想。

西方运用植物精油治病已有非常悠久的历史，从古埃及时就已经有用芳香疗法的记载。精油中的各种化学分子经由嗅觉细胞的纤毛记录香气，再通过嗅觉阈限传达到大脑的嗅觉区，进而影响大脑的运作。这些化学分子能刺激并影响脑内啡及血清素等神经传导物质的作用，进一步刺激大脑分泌激素来产生各种生理作用，如镇定、放松、兴奋、清醒，帮助身体达到平衡、改善思考模式及情绪状态，提升自愈能力。

日本鸟取大学医学部的浦上克哉教授有 30 年以上阿尔茨海默病临床经验与研究，浦上克哉教授特别对嗅神经进行研究。浦上克哉教授认为，嗅闻合适的香气可以有效刺激嗅神经，并活化与嗅神经连接的海马体与记忆相关的神经系统。阿尔茨海默病已经证实和大脑海马体有直接关系，而大脑嗅神经直接和海马体相连，所以若是用适当的嗅觉刺激，通过嗅神经活化相连的海马体，以达到活化与记忆相关神经的作用。日本鸟取大学医学部实验的结果证实，天然精油对嗅神经有比较好的刺激作用。

天然精油不但气味怡人、易于代谢、不会造成身体负担，而且有多种运用方式，方便日常生活中各种场合使用。如何活化大脑预防失智，以下是浦上克哉教授所研究的方法与方式。

1. 白天使用活化系列

迷迭香精油两滴，可集中注意力、增强记忆力。
柠檬精油一滴，可活化思考力。
将这两种精油滴入熏香机或随身戴的精油项链坠，可以在早晨或午前嗅闻 2 小时，有提振精神、促进记忆、活化脑功能等效果。

2. 夜晚使用舒缓系列

薰衣草精油两滴，可舒缓、安眠、放松。
甜橙精油一滴，可镇静神经，消除紧张。
将这两种精油滴入熏香机或随身戴的精油项链坠，可以在傍晚或睡前嗅闻 2 小时，可舒缓一天的紧张，有助于进入甜美安稳的梦乡。

四、精油的安全用法

精油有非常多的好处，但精油的浓度很高，因此使用时必须加以稀释，并且正确使用。

（一）使用精油的方法

1. 嗅觉吸收法

几千年前，人们就使用嗅觉吸入法治疗呼吸方面的疾病，如感冒、鼻窦炎、喉咙痛、咳嗽等，最常用及原始的方式是在盘子中装入热水，再加入 3～4 滴精油于水中，用毛巾把头连同盘子盖上，吸入蒸汽中植物的精华，持续 5 分钟以上。嗅觉吸入法主要有以下几种方式。

1）器具熏香式：可借由水氧机、扩香振荡仪或扩香石等来达到效果。

2）手帕式：在面巾纸、手帕或枕头上滴 3～5 滴精油，借由挥发方式来吸入。

3）热水蒸气法：借由水蒸气的吸入，通过呼吸系统，再进入血液。将精油滴入盛热水的容器中，用布料盖住头部，用口与鼻吸入精油的水蒸气，可辅助治疗呼吸系统的病症。

4）熏香随身瓶：佩戴熏香随身瓶于颈部，借由呼吸随时都可达到效果。

5）双掌搓摩法：将 3～4 滴精油滴在手掌，相互摩擦，再放置鼻前，深呼吸数回。

2. 按摩吸收法

精油是油溶性物质，这是皮肤可以迅速吸收精油的原因。皮肤会分泌一层具有保护作用的油性蜡状物，称为皮脂。精油可以溶于皮脂中，加速皮肤吸收精油的速度，是进行芳香疗法最重要的方式。精油与基础油混合后，进行全身或局部按摩，经由皮肤吸收，穿过淋巴管和微血管的管壁，然后进入血液循环中，最后渗透到身体各部位开始运行于全身。

3. 贴敷法

利用精油贴敷是缓解疼痛、消肿和减轻发炎的有效方法。贴敷法分为热敷和冷敷。其中，热敷通常用来治疗慢性病症所引发的痛症；冷敷通常用来辅助治疗急性疼痛或作为扭伤的初步急救步骤。

1）热敷的方法是：在热水中加入 4～5 滴精油，把毛巾放入热水中，并拧去多余的水分（最好是尽量萃取浮在水面的精油），然后将毛巾立即敷在疼痛部位，直至毛巾温度降到和体温差不多时，必须换新。热敷可以辅助治疗背痛、纤维组织炎、风湿或关节痛等病症。

2）冷敷的方法是：将冰块加入水中（水温越冷越好），然后在水中加入 4～5 滴精油，把毛巾放入水中，并拧去多余的水分（最好是尽量萃取浮在水面的精油），把毛巾敷在疼痛部位，直至毛巾温度和体温差不多时，必须换新。冷敷可以辅助治疗头痛、扭伤、肿胀等病症。

4. 泡浴法

古希腊医学之父希波克拉底认为，健康之道在于每日用精油泡澡和按摩，而这也是芳香疗法的中心原则。

每天进行精油泡澡和按摩是维持健康的好方法。

1）在浴缸中放满温热水，在泡澡前加入基础油、全脂牛奶、天然浴盐，再加入 6 滴左右精油。在泡澡时，热水的温度会促进皮肤吸收精油的速度，而部分精油挥发成蒸气，从鼻子吸入体内，只需泡 15～20 分钟，精油就有足够的时间发挥功效。

2）足浴、手浴是非常简单而方便的方法。将一汤匙的海盐或矿物盐加入 4 滴精油并充分混合，再将其倒入一盆温热水里，浸泡脚或手 10～15 分钟。

3）将 5～8 滴精油与基础油、奶球混合稀释后，将其倒入一盆温热水里，即可进行坐浴。坐浴对痔疮、鹅口疮、产后缝合、泌尿和生殖系统不适等方面的问题有帮助。

5. 制成美容保养品

精油也可制成美容保养品。方法是：用纯天然植物制成的无香料乳霜（如芦荟凝胶、洗发液、沐浴精）等基底产品，依照个人需要，在基底产品中添加各种不同功效的精油（可比照按摩油稀释比率）即可制成美容保养品。

（二）使用精油的注意事项

1）精油拥有 100% 的纯度，使用时不可直接涂抹于皮肤上。

2）需在了解每种精油的来源、性质、功效、用途及注意事项后使用。

3）患有高血压、癫痫等症状的人，须谨慎选择精油，并在专业芳香疗法师的指导或监督下使用。

4）有些精油具有刺激中枢神经系统及催经性质，可能会麻醉神经、造成流产现象，因此须在专业芳香疗法师的指导或监督下使用。

5）柑橘类精油（如佛手柑），有感旋光性，使用后应避免日光照射，因此须在专业芳香疗法师的指导或监督下使用。

6）孕妇及 3 岁以下的儿童，须在专业芳香疗法师的指导或监督下使用精油。

7）70 岁以上的老年人或患有慢性疾病者，使用剂量应减半，最好咨询专业芳香疗法师或在其监督下使用。

8）若精油造成皮肤、眼睛刺激时，应马上用大量的植物油涂抹。

9）在使用精油前，宜先做皮肤过敏测试，以 3%～5% 的稀释比例，如 10 毫升基础油与 1 滴的单方精油调和后，涂抹于耳后、手肘或是手腕内侧，停留 1～2 小时，观察是否有红肿、刺痛等过敏反应，若没问题则表示对此精油无过敏反应。

10）精油一般不要内服，除非注明可以口服或须在专业芳香疗法师的指导或监督下使用。

11）请避免儿童直接碰触，以免误用而发生危险。

五、调配精油的知识

在芳香疗法中，调配精油是很重要的一项技术，一般以香气方式调配精油，进阶者以化学分子、功效、个别症状、协同作用性、属性等来调配。各个精油属性及调性、强度不一，故调配比例很重要，必须平衡各个精油的味道，相邻者为最佳搭配，但也并非一成不变。从不断的测试中，我们可能会找到属于自己的独特香味。

（一）调配精油的方法

1）容量：需确定调配多少容量的精油，才能换算出纯精油的使用量。第一次调配精油时，脸部可调 5 毫升、身体 10 毫升，先试用后再调整用油容量。

2）容器：需选择深咖啡色或深蓝色的玻璃空瓶，先用 75% 乙醇消毒后晾干备用。

3）比例：调油时首先必须确定调油的比例，1 滴精油约为 0.05 毫升，通常脸部为

1%～3%，身体为 2%～5%，老年人、儿童、孕妇为 1%～2%。

成人身体比例为 2%～5%，以 2.5%在 100 毫升中为例：

1 滴精油约为 0.05 毫升

$100 \times 2.5\% = 2.5$（毫升）

$2.5 / 0.05$（1 滴）$= 50$（滴）

成人脸部比例为 1%～3%，以 3%在 20 毫升中为例：

1 滴精油约为 0.05 毫升

$20 \times 3\% = 0.6$（毫升）

$0.6 / 0.05$（1 滴）$= 12$（滴）

（二）调配精油的选择

1）精油的选择。必须先依调油对象所咨询诊断后的情形来选择应使用何种精油。依调油对象问题的情况来确定各种精油的比例。

2）基础油的选择。对于不同的肌肤及症状可用不同的基础油，而基础油的选择最好是冷压植物油，一般的食用油及矿物油则不适合。在芳香疗法中进行调油，植物油的种类可选择 1～2 种，但不应超过 3 种。

3）可选择同一类属的精油，如花朵、果皮、叶片、树脂，气味较能调和。

4）可选择功效相似的精油来调和。

5）依照香水业界对精油挥发的速度（分为快板、中板和慢板）来决定。例如，檀香香味挥发较慢，便定义为慢板；薄荷香味挥发较快，便定义为快板。味道较浓厚的精油比例较低，味道清淡的精油比例较高。快板：中板：慢板的精油比例为 3：2：1 或 2：3：1。快板味道挥发性较快，所以会是第一个被闻到的气味，大概会保留 30 分钟或更短的时间，如柑橘类精油；中板可视为主要平衡精油彼此的气味，通常可持续 3 小时，如花朵、药草类精油；慢板通常气味比较浓郁、黏腻，能减缓味道的发散，让味道持续，如树脂、木质类精油。

（三）调配精油的认知

1）了解调油对象的需求。它包括了解调油对象的生理、心理问题，然后再确定使用何种精油。

2）找出真正引起病症的根源。有些人全身的各种病症常是一种问题造成的，因此必须去找到引起病症的真正根源。

3）精油及基础油。必须对每种精油的作用、属性及使用方法有所了解，而基础油具有稳定及稀释精油的作用。因此，应根据个体的不同特性来选择不同的精油及基础油。

身为一个芳香疗法师，必须要有足够的专业知识，不同的个体有不同的调油配方，因此，需对个体、精油及植物油有足够的认知和了解，还必须有研究精神及临床经验。

任务实施

1. 请根据任务描述中的要求，按以下步骤完成了解芳香疗法对于身心的作用的思维导图。

1）按照 4～6 人为一组进行分组，小组讨论，确定至少 5 个了解芳香疗法对于身心的作用的关键词。

2）根据本任务中提供的信息找出支撑内容与数据。

3）设计思维导图分级结构及样式。

4）完成了解芳香疗法对于身心的作用的思维导图的绘制。

2. 在下面的空白处绘制了解芳香疗法对于身心的作用的思维导图，并进行具体内容的介绍。

任务评价

教师根据每个小组的任务完成情况，参照评价项目及各项完成情况由高至低分别在表 3-2 的 A、B、C 选项下面打"√"。

表 3-2　了解芳香疗法对于身心的作用思维导图任务评价表

评价内容		评价等级		
		A（满意）	B（合格）	C（不满意）
了解芳香疗法对于身心的作用的思维导图	关键词数量 5 个以上，并含有概念、判断、标准、原因、特点、影响、趋势等			
	核心主题"了解芳香疗法对于身心的作用"与关键词层级分明			
	内容充实、表达清晰，能体现本节课主要学习成果： 1. 人体吸收精油的途径及作用 2. 激励大脑联结记忆力 3. 预防及改善阿尔茨海默病 4. 精油的安全用法 5. 调配精油的知识			
	布局、结构合理			
	文字、色彩、线条搭配得当			
	口头表述清晰、逻辑鲜明			
	思维导图设计或口头表达有创新点			
自我总结				

📖 **延展阅读**

嗅吸芳香疗法

嗅吸芳香疗法是指通过嗅吸芳香精油或植物活体香气挥发物，经嗅觉通路作用于大脑的嗅神经中枢，以改善人的情绪；或者经鼻通道的毛细血管吸收进入人体血液循环系统，对人体机能产生有益作用的治疗实践。概括起来，嗅吸芳香疗法对情绪的影响主要包括：缓解压力，克服焦虑、紧张、恐惧等情绪；平和心境，缓和激动与愤怒；提振精神、增加满足感，缓解抑郁情绪；使头脑沉静、放松、安神助眠；增强大脑认知和警觉，提神醒脑，提高记忆力。嗅吸芳香疗法对人体机能的改善作用包括：杀菌消毒、净化空气，预防和辅助治疗呼吸系统疾病，调节神经系统、促进血液循环，降低血压；刺激淋巴系统的白细胞增多，提高人体免疫力；调节人体内分泌，辅助消化系统、生殖系统等相关疾病的治疗等作用。

早期芳香疗法仅依靠经验积累而得出治疗性建议，随着现代医学技术的发展，芳香疗法促进健康的机理研究也逐渐深入。芳香精油小分子经鼻腔吸入嗅蕾，通过鼻通道的毛细血管进入血液，或以嗅神经通道传至大脑边缘系统，该区域集中了大脑处理嗅觉的神经中枢与控制情绪的神经中枢。研究发现，不同芳香植物的香气成分和含量不同，通过嗅吸后对于大脑作用部位和精神疗效结果也各不相同。例如，薰衣草的香气主要作用于左右脑缝合处；迷迭香的香气主要作用于大脑的杏仁体和海马体部位，该区域与记忆和学习有关；玫瑰的香气主要作用于大脑的下丘脑和脑下垂体。例如，乙酰胆碱是中枢神经系统的一种重要神经递质，其主要功能是维持意识的清醒，在学习记忆中起重要作用，阿尔茨海默病患者正是由于乙酰胆碱被乙酰胆碱酯酶破坏而丧失记忆，但实验证明胡椒精油的挥发成分中的细辛醚是乙酰胆碱酯酶的抑制剂，通过防止体内乙酰胆碱的进一步减少来改善阿尔茨海默病患者的记忆能力。薰衣草精油能够促进神经传递物质复合胺的分泌，正是因为补充了抑郁症和失眠症血液中含量偏低的复合胺，从而达到缓和情绪、诱导睡眠健康的保健功效。日本鸟取大学药学系研究人员发现，玫瑰的香气可以放松人体肌肉，缓解情绪紧张、疼痛及交感神经系统紧张，其作用途径是通过促进对机体有镇静效应的神经传递物质γ-氨基丁酸（简称GABA）的活性，降低肾上腺激素水平，从而缓解机体长期的精神紧张。由此可见，香气对于人的精神健康有着非常重要的作用，嗅吸芳香疗法具备人体生理学基础。

（资料来源：李树华，2018 中国园艺疗法研究与实践论文集[C]//陈香波，姚雷，黄建荣，2018. 嗅吸芳香疗法与芳香康复花园. 北京：中国林业出版社. 节选，有改动。）

任务三 学习芳香疗法按摩

✏ **任务目标**

『知识目标』

1. 介绍芳香疗法按摩的意义。
2. 认识芳香疗法按摩的基本手法。

3. 了解芳香疗法按摩的种类与区别。

『技能目标』

1. 明白芳香疗法按摩对身心的影响。
2. 知道适合芳香疗法按摩的对象。
3. 清楚芳香疗法按摩前需准备的物品。
4. 了解芳香疗法按摩应注意的事项。
5. 选择合适的芳香疗法按摩手法。

『职业素养目标』

培养芳香疗法按摩师的职业观念。

任务描述

以小组为单位，在学习相关理论后形成小组观点，绘制学习芳香疗法按摩思维导图，并根据思维导图完成小组学习成果口头汇报。

相关知识

一、芳香疗法按摩介绍

芳香疗法按摩一直非常受欢迎，过去人们只知道正确的抚摸力道有助于缓解疼痛，大部分医生很少明确指出按摩有具体疗效。下面简要介绍按摩及芳香疗法按摩、芳香疗法按摩的种类。

（一）按摩及芳香疗法按摩

按摩是一种古老的治疗方法之一，在许多古老的文化里，按摩技术被大量记录描写，说明了按摩在人类文化中的悠久历史。按摩是顺着血管、肌肉、关节联系部分，运用各种不同的手法，如按、摩、推、拿、揉、捏、抹、抵、敲、拍等动作来达到消除疲劳、活化身体机能及防治疾病的目的，使人体各部位得到放松。按摩可以使人体关节灵活、肌肉舒适、精神焕发。

芳香疗法按摩不同于其他按摩方式，它更注重配合精油调整免疫、内分泌、神经系统的功效，使其发挥最大的作用。

（二）芳香疗法按摩的种类

1. 瑞典式按摩

瑞典式按摩最初是由瑞典医疗体操医生皮耶·亨利克林开发的。当时的体操和我们现代的认知有稍许差异，他起初并不是要开发来做按摩手法的，主要是开发利用肌肉的运动复健，以及物理治疗的性能来改善身体不适，他还将这种按摩方法应用在了战争时的伤兵治疗。后来，一位荷兰医生对亨利克林的瑞典运动理论加以开发，并改良成瑞典式按摩手法，经过多年的流传和改良后，才演变成现在的瑞典式按摩。

瑞典式按摩主要是顺应表层肌肉方向，以抚顺、长推、揉捏、轻拍、振动等手法进行按摩，主要目的是增加血液的含氧量，进而促进血液循环、舒缓紧绷肌肉及放松情绪。

2. 中式按摩

中式按摩的历史悠久。在远古时期，我国就有了推拿医疗的活动。当时的人们在劳动中遇到损伤而发生疼痛时，本能地用手按摩推拿痛处，这样做就会感到疼痛减轻或者消失。经过长期的实践后，古人认识到了按摩的作用，并成为自觉的医疗活动。从此以后，中式按摩逐步发展形成中医的医疗方法之一。

中式按摩手法，讲究刺激经络、穴道，依据"痛则不通，通则不痛"的传统中医学原理，按摩力度偏重，并有一定的治疗作用。中式按摩可疏通经络，缓解肌肉僵硬，疏通穴道堵塞气结，促进血液循环，活化五脏六腑，达到平衡阴阳之功能。

3. 泰式按摩

泰式按摩发源于古印度的西部，创始人是古印度王的御医吉瓦科库玛。随着时间的推移，古印度的传统医药知识及按摩技法由传教的僧人带入泰国，之后受到泰王的重视，秦国广泛吸收传统医药及按摩的宝贵经验并把这些经验铭刻在大理石上，镶嵌于瓦特波的卧佛寺的游廊壁上，此地成为训练传统泰式按摩的基地。

泰式按摩以放松筋骨、关节部位为主，是融合中式和欧式技法的按摩方式。

与中式按摩相同的是，泰式按摩也重视穴位，虽然在经络调理上没有中式按摩细致，但它有自己的一套医学理论，同时融合了欧式按摩的技法。泰式按摩最大的一个特点是有高难动作的肢体弯曲。在泰国，泰式按摩要求按摩师要有一定的医疗知识基础。

按摩师通过重点施压、大范围伸展、反折、借力、使力的按摩手法，帮助关节、肌肉被动放松。泰式按摩是各种按摩方式中最激烈的，按摩时不需要使用按摩油，所以接受泰式按摩时，如果按摩师的手法或力道超过身体负荷而产生不舒服的情况，一定要马上停止按摩。

4. 淋巴按摩

淋巴按摩起源于 19 世纪 30 年代，淋巴按摩是英国人在研究芳香疗法和病毒在人体窝藏之处时发明的。人体的淋巴系统是一个过滤、清洁血液中病毒的系统，淋巴结主要分布在静脉旁边，淋巴腺分布于全身，较密集的位置包括脸部、颈部、下巴、耳下、腋下、锁骨、胸前、腹部、小腿及鼠蹊部等部位，且位于皮下浅层的真皮组织，要先确认淋巴腺和淋巴结位置，才能真正达到排毒的作用，否则只会徒劳无功。

淋巴按摩能够消除水肿、促进新陈代谢、排除体内废物和毒素、提升人体免疫力。因为淋巴腺在皮下浅层，按摩时不需要太用力，只要轻柔且持续地推按即可，若按压力道过重会渗出更多的组织液，让淋巴水肿的状况更严重。

5. 芳香疗法按摩

在芳香疗法按摩领域里,有一派传自摩利夫人的特别按摩手法。该法由摩利夫人首创,这个手法就是现在普遍流行于英国的芳香疗法按摩,又称为英式按摩。英式按摩以抚摩和大范围的动作为主,既帮助精油充分渗透,又能帮助被按摩者彻底放松,这个手法也兼顾了部分穴位与淋巴引流点,特别适合肌肉紧绷、情绪紧张和焦虑的现代人。

二、了解芳香疗法按摩的基本手法

(一)芳香疗法按摩基本手法介绍

1)推:用手指或手掌在皮肤或穴位处按推。
2)擦:用手指或手掌在皮肤或穴位处摩擦。
3)揉:用手指或手掌在皮肤或穴位处作圆形或螺旋形的揉动。
4)捏:用拇指、食指、中指捏住肌肉或韧带并辗转移动。
5)掐:用手指在穴位及周围组织用力向下掐,也有用拇指、食指向相对方向掐的。
6)点:用单指重力点按穴位。
7)拿(抓):用手把适当部位的肌肉提起来,分单手拿或双手拿。拿后若使人感觉轻快,则说明用力正好;拿后若使人感觉疼痛,则说明用力太大。
8)揪:用 3 个手指捏住肌肉或韧带往上提。
9)叩:用手掌或握拳叩击肢体某部位。
10)搓:用单手或双手搓擦肢体。

(二)选择合适的手法

现代人多半每天久坐或久站,导致习惯性肩颈酸痛。根据统计,复健科临床上慢性肌筋膜疼痛症候群的患者愈来愈多,一半以上是 30~50 岁青壮年上班族,且就医之前大多有定期按摩缓解酸痛的习惯。

从狭义上来说,按摩是指按压与摩擦这两种手法。从广义上来说,按摩是指目前我们所使用的手法。从狭义上来说,推拿是指通过推法、拿法解除肌肉的紧绷、酸痛、疲劳。从广义上来说,推拿与按摩是相近的。

不管是哪一种按摩,都不要过度针对痛点去按压,错误的按摩方式可能让肌肉出现不可逆的纤维化反应。

(三)芳香疗法按摩的手法

芳香疗法按摩结合了瑞典式按摩、中式按摩、泰式按摩、淋巴按摩,是一种特殊的按摩法,可与芳香植物精油完美结合,达到深度放松的效果。

芳香疗法按摩着重在促使精油更有效地渗入皮肤由细小脉管吸收,缓解肌肉疲劳,提振精神。芳香疗法按摩运用较多的手法如下。

1. 抚推

抚推的主要目的是促进精油配方更有效地渗入皮肤进入微血管，可更快速地在人体内发挥精油配方的功效。

2. 揉捏

通常用在较僵硬的肌肉，如四肢和肩膀最常使用，但力道不可过重，以轻、缓为宜。

3. 指推

指推的主要动作是依肌肉组织纹理、血液、淋巴循环及神经传导路线做特定的按摩。

综上所述，芳香疗法按摩是一项疗愈的艺术，按摩师务必在心持善念、身心放松的条件下才能进行按摩。芳香疗法按摩属于身、心、灵的整体按摩，按摩师的双手是充满关爱的，患者也能清楚地感受这样的能量，双方有心灵互动，以达到身心交流，这才是芳香疗法按摩的精髓。

三、按摩对身心的影响

按摩除了能帮助缓解疲劳之外，还能抚慰内心深处的情绪。欧美国家研究发现，按摩除了能帮助肌肉恢复弹性、舒缓部分生理上的不适症状外，还能带来心理上的疗愈、缓解压力。

（一）按摩对生理层面的影响

1）改善失眠、头痛、消化问题。身体可以产生不健康的激素积累，比如当我们在拥挤的车流中，或在工作的最后期限，会产生失眠、头痛，甚至消化问题。研究证明，按摩可以触发大脑的化学反应，减少身体的皮质醇，使身体进入一个轻松的休息和恢复模式，从而降低压力和改善情绪。

2）改善肌肉酸痛的问题。按摩可以放松肌肉、关节，帮助减少关节与肌肉发炎、缓解疼痛并提高运动能力。按摩可以加强肌肉的活力，帮助提高结缔组织复原，减少疲劳与疼痛症状。

3）促进血液循环。按摩作用于皮肤肌肉，可以使皮肤里的毛细血管网扩张，加快气血循环、促进新陈代谢，增强汗腺、皮质腺的功能。

4）提升免疫力。临床研究表明，经常按摩可以增强免疫系统功能，预防疾病的发生，为身体增添活力。

5）促进消化系统功能。按摩可以增加胃部血液流量以促进消化，刺激肠道肌肉蠕动，加强消化与废弃物的排泄。

6）刺激感觉神经末梢。按摩可以刺激皮肤感觉细胞，舒适、放松的感受可以让大脑释放出多巴胺与神经传导物质，有效缓解疼痛感。

7）改善皮肤干燥。按摩可以促进血液循环，有助于皮肤代谢老死细胞与废弃物，以达到滋养皮肤的功效。

（二）按摩对心理层面的影响

按摩可以刺激脑部内啡呔的释放，令身心放松、心情愉快，对于心理层面的创伤、沮丧、悲伤、郁闷等效果较好。

针对婴儿进行的按摩。研究发现按摩可以给予婴儿安全感与被爱的感觉，强化亲子沟通，帮助其身心良好发育。

对于孩子来说，如果缺乏照顾和关爱，会使他们产生偏差行为；而对于老年人来说，如果没有给予他们适当的关爱和抚慰，也会造成老年人情绪失调。越是被疏忽的老年人，越忧郁、封闭。因此，作为儿女适当表达自己的孝心，多为老年人按摩，既可以让他们心情愉悦，也可以减轻他们身体的疼痛。

四、不适合按摩的对象

按摩除了可以疏通经脉外，还有很多其他功效，但并不是所有人都适合按摩。不适合按摩的对象有以下几种。

1）发高热者。

2）骨折、脱臼、肌肉拉伤者。

3）处于饭后半小时内者。饭后血液集中在肠胃，按摩腹部会使血液流至他处，造成消化不良，按摩后的半小时也不应该进食。

4）处于饥饿或疲劳状态者。此时体内的血糖偏低，按摩反而会耗费能量。

5）手术后病人。应针对手术的部位来判断是否适合按摩，不宜在伤口附近进行按摩，以免影响伤口愈合。

6）患有感染性或传染性疾病者。例如，肺结核、传染性皮肤病患者等。

7）高血压患者。最好不要随意按摩，以免引起血压升高。

8）怀孕初期与待产阶段的孕妇。避免过度刺激而引起神经反射，导致子宫平滑肌收缩而影响胎儿。

9）有皮肤病及皮肤破损者。例如，湿疹、癣、疱疹、脓肿、蜂窝织炎、皮肤溃疡、烫伤、烧伤患者等。

10）患有内外科疾病者及危重病人。例如，严重心脏病、肝病、肺病患者，急性十二指肠溃疡、急腹症、各种恶性肿瘤患者等。

11）有血液病及出血倾向者。例如，恶性贫血、紫癜患者，体内有金属固定物者等。

12）体质虚弱经不起按摩手法作用者。例如，久病、年老体弱者。

13）极度疲劳、醉酒后神志不清者也不宜按摩。

五、芳香疗法按摩注意事项

（一）芳香疗法按摩前需准备的物品

1. 按摩床

按摩床是芳香疗法按摩必备的物品。按摩床除了具备舒适度之外，还可以依据不同人的体型进行高度调节，以达到容易施力、避免职业伤害的目的。

2. 抛弃式的纸巾

按摩床要铺上一次性无纺布，需重视个人卫生问题，每次更换。

3. 使用优质的产品

芳香疗法以精油为主，应使用高质量的精油和按摩油。如果使用劣质商品不仅会降低按摩效果，也会造成口碑受损。

除了需要准备以上物品外，还可以准备以下辅助物品，以使芳香疗法按摩效果更佳。

1）在空间中使用扩香器，并使用喜欢的精油，可以让被按摩者放松身心。

2）在环境装饰方面应注重自然环保。

3）在按摩过程中，应播放大自然的声音、舒缓的轻音乐等，可以影响按摩者与被按摩者的身心和情绪状态。

可将芳香疗法中的纯露加入花草茶中饮用，不仅可以添加香气，还能发挥纯露本身的功效。

（二）适合芳香疗法按摩的时间

最适合按摩的时间为早晨起床后及晚上睡觉前。早晨按摩有助于提神醒脑，晚上按摩有助于缓解疲劳，但不是每个人都可以配合这样的时间，所以每个时段皆可，但需要注意避免在饭后 30 分钟内及空腹饥饿时进行按摩。按摩操作时间不宜太长或过短，时间过长易造成肌肉过度按压而引起酸痛，时间过短则无法达到肌肉放松的效果，最恰当的按摩操作时间为 60～90 分钟。

（三）其他注意事项

芳香疗法按摩师对按摩者的细心度很高，从按摩前至按摩后的所有环节都非常重视。在按摩前，芳香疗法按摩师会仔细询问被按摩者目前的身心状况，然后根据被按摩者目前的身心状况、需求及希望改善的问题，规划目前最适合的按摩方式，使用的精油、植物油及按摩时间等，详细说明及得到被按摩者同意后，方可进行芳香疗法按摩。

芳香疗法按摩师在服装、仪容上应保持干净利落，不浓妆艳抹，长发者应扎马尾，手不可留长指甲、涂抹指甲油，按摩前应洗净双手。在按摩过程中须集中思想，呼吸应配合身体的韵律，保持身心合一的状态，给予被按摩者最佳的按摩。

按摩时有一些特殊部位需要避开，如按压脖子时要避开前方颈动脉，特别是有血栓或颈椎问题病史的患者，可能有中风或颈椎错位的风险；按摩腰部时，力道不可过大，避免伤害肾脏组织；等等。

按摩会推开身体堆积的乳酸，按摩后出现短暂酸痛的现象是正常的。通常经过一夜的休息后，疼痛会得到缓解，最多不应超过两天，如果出现红肿、发热的现象，应立即就医。

任务实施

1. 请根据任务描述中的要求，按以下步骤完成学习芳香疗法按摩思维导图。

1）按照 4~6 人为一组进行分组，小组讨论，确定至少 5 个学习芳香疗法按摩关键词。

2）根据本任务中提供的信息找出支撑内容与数据。

3）设计思维导图分级结构及样式。

4）完成学习芳香疗法按摩思维导图的绘制。

2. 在下面的空白处绘制学习芳香疗法按摩思维导图，并进行具体内容的介绍。

任务评价

教师根据每个小组任务完成情况，参照评价项目及各项完成情况由高至低分别在表 3-3 的 A、B、C 选项下面打"√"。

表3-3　学习芳香疗法按摩思维导图任务评价表

评价内容		评价等级		
		A（满意）	B（合格）	C（不满意）
学习芳香疗法按摩的思维导图	关键词数量 5 个及以上，并含有概念、判断、标准、原因、特点、影响、趋势等			
	核心主题"学习芳香疗法按摩"与关键词层级分明			
	内容充实、表达清晰，能体现本节课主要学习成果： 1. 芳香疗法按摩介绍 2. 了解芳香疗法按摩的基本手法 3. 按摩对身心的影响 4. 不适合按摩的对象 5. 芳香疗法按摩注意事项			
	布局、结构合理			
	文字、色彩、线条搭配得当			
	口头表述清晰、逻辑鲜明			
	思维导图设计或口头表达有创新点			
自我总结				

延展阅读

与老年人的沟通按摩

在给老年人进行芳香疗法按摩时，建议与老年人一边沟通，一边实施手部按摩比较方便。按摩时不要施力太大，轻柔抚摸般的碰触即可。

1. 推荐精油配方

1）让精力充沛的元气调配精油：植物油 20 毫升，胡椒薄荷 1 滴，佛手柑 1 滴。

2）让情绪稳定的放松调配精油：植物油 20 毫升，甜橙 1 滴，天竺葵 1 滴。

老年人按摩用油建议以 1%以下的稀释度为最佳，以上处方的稀释度为 0.5%。

2. 按摩步骤

取按摩油，由老年人的手肘往手腕和手涂抹按摩油。老年人的肌肤变得松弛，拉扯容易造成疼痛，所以按摩时应尽可能缓慢地进行。

1）按摩师将自己的手放在老年人的双手手背上，通过言语和手传达开始按摩的信息。按摩过程中，要一边观察，一边跟老年人沟通他（她）的感受。

2）按摩师将老年人的手背朝上，用自己的手掌由老年人的指尖往手肘方向慢慢地轻抚按摩，此时可以让老年人放松。

3）按摩师用自己的手掌，由老年人的手腕往手肘方向，一边画圈一边缓慢地轻抚按摩。

4）按摩师用拇指轻抚老年人的手腕，再轻柔地由手背往手腕方向轻抚按摩。

5）按摩师用拇指由老年人的手指根往手指第二关节，一边画圈一边轻抚按摩，接着慢慢转动手指，依次将所有手指都进行按摩。

6）按摩师用整个手掌包裹握住老年人的手指，略微施力擦抚按摩，然后依次将所有手指都进行按摩，但仍要轻柔地进行。

7）按摩师用双手握住老年人的手，用手掌慢慢地一边画半圆，一边擦抚按摩。

8）轻抚双手手掌后，将老年人的手背朝上，按摩师用双手包裹老年人的手掌后，告知老年人按摩结束了。

（资料来源：盐屋绍子. 芳疗使用手册[M]. 吴晶，译. 新北：台湾广厦出版集团. 节选，有改动。）

任务四　学习老年常见症状适用的芳香疗法

✒ 任务目标

『知识目标』

1. 介绍老年常见症状。
2. 认识身体各系统。
3. 了解芳香疗法中精油的用法。

『技能目标』

1. 明白芳香疗法对老年人的作用。
2. 知道不同症状的征兆。
3. 能够针对不同症状，正确使用精油。

『职业素养目标』

培养运用芳香疗法于老年人的观念。

任务描述

以小组为单位，在学习相关理论后形成小组观点，绘制学习老年常见症状适用的芳香疗法的思维导图，根据思维导图完成学习成果口头汇报。

相关知识

一、呼吸系统保健

（一）呼吸系统简介

呼吸系统由呼吸道和肺组成。呼吸道包括鼻、咽、喉、气管和支气管等。呼吸系统的主要功能是进行气体交换，即吸入氧，排出二氧化碳。

（二）呼吸系统常见症状介绍

呼吸系统的气体交换过程必须靠神经化学物质控制与呼吸肌肉间的协调，由上、下呼吸道组成的呼吸系统受肺脏实体、胸腔、肌肉等外在结构的影响。随着年龄的增长，胸腔稍变大，肋骨钙化及肋骨间肌肉强度减弱，气管及支气管管腔直径变大，肺泡微血管数目减少及纤维化。另外，几十年从未歇息片刻的呼吸系统在长期的运转中，与各种气体、粉尘和微生物接触，不断地遭受它们的腐蚀，不断老化，呼吸道内的纤毛数目减少与活动力降低等，造成老年人肺功能降低及排痰能力较差，肺活量也比青壮年时期减少了40%~50%，肺泡内的残余气体大大增多，影响了老年人的呼吸效率。

老年人气管、支气管的纤毛数量减少与纤毛活动有效性降低，导致清除分泌物就更加困难，使呼吸道感染的危险性增加，常见症状有胸闷易喘、痰多黏稠、久咳不愈等。

（三）适合呼吸系统保健的精油

常用于呼吸系统保健的精油是桃金娘科与松柏科的植物（如桃金娘科的茶树、澳洲尤加利、白千层、香桃木等，松柏科的丝柏、雪松、杜松等）精油。这些植物精油可以抗病毒，帮助改善呼吸系统功能，非常适合老年人改善及保养呼吸系统。

（四）建议使用方法说明

平常可使用茶树精油、尤加利精油在环境内扩香，增加空气中的芬多精，可以减少空气中的微小细菌，降低呼吸系统感染的概率，并调配浓度1%的按摩油，如30毫升向日葵油加入尤加利精油6滴，每日涂抹全身或颈部、前胸的部位，有助于呼吸系统的保养，活化支气管、增加肺活量。

如感冒、鼻塞、肺部有痰、久咳不愈等呼吸道症状，需要使用茶树精油、尤加利精油在环境内扩香，并调配浓度3%的按摩油，如30毫升向日葵油加入尤加利精油3滴、甜马郁兰精油 3 滴、高地薰衣草精油 3 滴、大西洋雪松精油 4 滴，乳香精油 3 滴，每日涂抹全身 3～4 次，可改善鼻塞、呼吸不畅、痰多、咳嗽等问题。

除运用芳香疗法保健呼吸系统外，还要注意多运动，远离香烟。运动可增强心肺功能。香烟中的尼古丁可以导致呼吸道纤毛麻痹，制造大量的黏液，使呼吸道的清除功能更加困难。

二、消化系统保健

（一）消化系统简介

消化系统是指将摄取的食物进行物理性和化学性消化，吸收营养物质，并将食物残渣排出体外的系统。消化系统由消化管和消化腺组成。其中，消化管分为口腔、咽、食管、胃、小肠和大肠；消化腺包括口腔腺、肝、胰和消化管壁内的许多小腺体。消化过程是动物从食物中获取能量的第一步。

（二）消化系统常见症状介绍

没有消化系统的消化与吸收，心血管就无法把营养输送到全身各个部位。

老年人常见食而无味、胃口不好等问题，是因为老年人舌头的味蕾逐渐减少，味觉也就相应变差，从而导致食欲减退。另外，老年人胃肠黏膜萎缩，小肠绒毛膜增宽、变短，结缔组织增多，这些变化使老年人胃肠蠕动减慢，排便过程延缓，因而容易产生便秘。

（三）适合消化系统保健的精油

常用于消化系统保健的精油来自柑橘类与香料类的植物，如柑橘类的甜橙、柠檬、葡萄柚、莱姆、佛手柑等，香料类的黑胡椒、丁香、肉桂等。柑橘类的水果在平常饭后吃一个有助于消化，这类精油在人体上也有开胃助消化的功能；香料类就是我们常用于烹调食物时要增加食物香气所用的材料，这些香料类植物除了可增加食物的香气外，还可以杀菌、促消化。例如，热带国家和地区的美食中都会添加好多香料，因为气候炎热，食物不易存放，且人的食欲易变差，所以添加香料可以杀菌和促进食欲。

（四）建议使用方法

平常可使用甜橙精油、佛手柑精油在餐厅或用餐环境中扩香，柑橘类精油的气味扩散在用餐环境中可使人食欲增加、心情愉悦。调配浓度 1%的按摩油，如 30 毫升向日葵油加入甜橙精油 6 滴，每日三餐后，将按摩油顺时针涂抹腹部吸收即可，可促进消化。

如腹胀、便秘、消化不良等消化系统症状，可在按摩油中调整浓度及处方，调配浓度 3%的按摩油，如 30 毫升向日葵油加入甜橙精油 5 滴、甜茴香精油 5 滴、薄荷精油 3 滴、高地薰衣草精油 3 滴、黑胡椒精油 2 滴，每日三餐后，将按摩油顺时针涂抹腹部吸收即可，可改善便秘、消化不良等问题。

除运用芳香疗法保健消化系统外，还要注意在吃饭时应先吃主食。米饭、面条等主食属于碳水化合物，易被消化，而且容易让人有饱腹感，先吃可以避免吃得太多，还有利于刺激唾液分泌淀粉酶对食物进行消化，进而刺激胃酸的分泌，增强胃的消化能力。粗粮是主食的首选，它富含纤维，可以促进胃肠蠕动，还能让多余的脂肪排出体外。饭后进行适当运动，也可以改善胃肠道的生理功能。每天饭后 30 分钟，散步 20~30 分钟，边散步边揉肚子，能够促进胃肠血液循环和胃液分泌，从而增强胃肠消化功能。

三、循环系统保健

（一）循环系统简介

循环系统，又称为心血管系统或血管系统，是一组通过血液循环在细胞间传送养分、氧气、二氧化碳、激素及血细胞的生物系统。循环系统可以抵抗疾病，并能维持体温，使体内pH稳定。广义的循环系统包括循环血液的心血管系统及循环淋巴的淋巴系统，心血管系统和淋巴系统是两个独立的系统，淋巴的长度较血管要长很多。血液中包括血浆、红细胞、白细胞及血小板，由心脏及血管循环全身，传送氧气、养分到各个细胞，也从各个细胞回收代谢废物。淋巴本质上是过剩的血浆，由组织液经毛细血管过滤，之后回到淋巴系统。心血管系统由血液、心脏及血管组成。淋巴系统由淋巴、淋巴结及淋巴管组成，从组织液中过滤血浆，即为淋巴。

（二）循环系统常见症状介绍

心脏乃生命的力量之源。随着年龄的增长，各种心血管病层出不穷，成为老年人健康的一大杀手。50 岁以后血管壁硬化越来越明显，血管壁弹性减弱，同时许多老年人伴有血管壁脂质沉积，使血管壁弹性下降、脆性增加，因此中老年人的血压往往偏高。血管内膜也可能出现动脉粥样硬化斑块，血管壁中层有钙质逐渐沉着，外壁就会变硬，血管因此失去弹性。硬化斑块还会破坏动脉血管壁，使管壁变薄，极易形成动脉瘤。冠状动脉供应心肌血液和营养，老年人冠状动脉硬化以后，冠状动脉狭窄或者梗塞容易导致心肌缺血。不管是心肌病还是冠状动脉疾病，都可能引起心脏排血量下降，心脏功能减退。65 岁老年人比 25 岁青年人心脏排血量减少了 30%~40%。老年人肌肉松弛，心脏搏出血量减少，心脏外周阻力加大，循环的时间延长，一旦发生急重病就容易出现心功能不全。

随着年龄的增长，脂质物质在血管内壁沉积得越来越多，就像一堆垃圾一样堆积在一起，使血管通道逐渐变窄；同时血管壁增厚、纤维化，管腔径缩小，这些都严重地降低了血管的输送功能，毛细血管的代谢率也逐渐下降，导致机体各部位供血、供氧不足，而缺血即意味着缺氧。心血管负荷重时就更易加重缺血、缺氧现象，因此心血管病很容易发生。

（三）适合循环系统保健的精油

随着年龄的增长，循环系统问题是最常见的问题。对于血液浓稠、血管壁硬化等问题，建议使用利心肌、强化血管、净化血液的精油来按摩循环系统。利心肌的精油有柠檬香茅、黑胡椒、姜等，有促进血液循环、强心的效果；强化血管的精油有甜马郁兰、红橘等，促进血管壁弹性；净化血液最有名的就是柠檬精油，对于净化浓稠血液有很好的效果。

（四）建议使用方法说明

平常可使用薰衣草精油在环境中扩香，薰衣草精油有放松、降低血压、稳定浮躁情绪的功效，并调配浓度 1% 的按摩油，如 30 毫升向日葵油加入高地薰衣草精油 6 滴，每天晚上涂抹全身，可放松情绪、安眠。

如动脉硬化、高血压、血栓等循环系统症状，可在按摩油中调整浓度及处方，调配浓度 5% 的按摩油，如 30 毫升向日葵油加入高地薰衣草精油 5 滴、永久花精油 6 滴、阿密茴精油 6 滴、芹菜精油 5 滴、柠檬精油 6 滴、依兰精油 2 滴，每日涂抹全身 3～4 次，有助于血液通畅、净化血液、预防血管栓塞、降低血压等。

建议在使用芳香疗法时远离心血管危险因子，如抽烟。抽烟是一项重要的心血管病的危险因子，容易导致高血压、动脉硬化、心绞痛、血管阻塞等疾病。许多老年人烟龄较长，对烟草的依赖程度较高，不愿意戒烟。研究显示，即使 60 岁开始戒烟，都可以延长寿命，并改善生活质量，而且可以减少二手烟对家人造成的伤害。

四、骨骼关节保健

（一）骨骼关节简介

关节在解剖学里是指骨与骨之间的间接连接。在解剖学上有不动关节、动关节（连接处有液体）和微动关节 3 种。

1. 不动关节

（1）软骨性连接

透明软骨结合：两骨或多骨之间借助透明软骨相连接，一般会骨化形成骨性结合，如长骨的骨后轻骨、幼儿的蝶枕结合等。

联合：其骨对合面由纤维软骨板紧密连接，如椎间盘。

（2）纤维性连接

韧带联合：一种纤维性关节，介于其间的纤维性结缔组织形成一层骨间膜或韧带，如尺骨与桡骨之间的连接，由前臂的骨间膜与肘的斜索组成。

缝隙连接：动物细胞间进行通信连接的细胞内通道，如颅骨之间。

（3）钉状关节

钉状关节为一种纤维性关节，其中一个圆锥状突起插入一个窝状部，如颞骨茎突、牙在牙槽内等。

2. 动关节

动关节的两块骨之间会有腔隙。关节面会有关节软骨。整个关节在外形上是一个关节囊，它由外层的纤维膜（致密结缔组织）、内层的滑膜（疏松结缔组织和表面的 2～4 层细胞构成）组成，关节韧带起加固关节的作用。关节韧带分为囊外、囊内两种，后者会部分过渡成为滑膜。关节囊内有关节腔，内有黏性液体填充，称为滑液，它是滑膜的分泌物。

根据关节面的形状，动关节可再细分为球窝关节，如肩关节、髋关节，可以作屈、伸、收、展、旋内、旋外和环状运动；椭球关节，如劲椎和颅骨之间的寰枕关节；鞍状关节，如大拇指与掌骨的连接，可以在两个方向运动；枢纽关节，只有一条运动轴，只能做屈、伸，如膝关节、肘关节；车轴关节，如尺桡二骨之间的关节；平面关节，如椎间关节、双髁状关节。

3. 微动关节

微动关节又称为软骨关节，关节之间以软骨组织相连。例如，由一块块脊椎骨组成的脊柱，在两块脊椎骨之间，垫着一块环状的软骨，再由韧带把它们绑在一起，使头、颈、胸、腰部能够前后左右弯曲转动，但关节面之间的活动范围较小。

下面对关节问题常见症状、适合关节保健的精油及建议使用方法进行介绍。

（二）关节问题常见症状介绍

老年人会发生各种的疼痛疾病，尤其是关节痛。其中，发生部位最多的是膝关节，其次为肩关节、手关节等。其中，又以退化性关节炎最为常见，膝关节疼痛是中老年人常见的疾病。膝关节是人体中最大、最复杂的关节，主要主管人体的走路和跑步动作，因为它是最大的关节，也是最容易受到伤害和最容易老化的关节之一，一旦产生病变，就会造成膝部疼痛，甚至无法行走。

（三）适合关节保健的精油

关节不适的常见症状多数为酸、痛、麻，精油中处理酸痛必备的是白珠树精油，俗名冬青，它的用途是止痛及消炎，该精油含有约 80%水杨酸甲酯，这也是肌肉酸痛药膏中常见的主要成分。白珠树精油对于急性背痛、关节炎、风湿痛，都能给予有效的舒缓，不过强烈的止痛效果，不宜长时间高剂量使用，否则真正需要时反而效果不佳。

（四）建议使用方法

平时可用极低剂量的白珠树精油做保养，调配浓度 0.5%的按摩油，如 30 毫升向日葵油加入白珠树精油 3 滴，可在酸痛处每天涂抹 3～4 次，促进血液循环，并达到放松的效果。

如关节炎、腰酸、膝盖疼痛、坐骨神经痛等关节问题，可在按摩油中调整浓度及处方，调配浓度 8%的按摩油，如 30 毫升圣约翰草油加入白珠树精油 8 滴、高地杜松精油 8 滴、高地薰衣草精油 8 滴、永久花精油 8 滴、柠檬尤加利精油 8 滴、薄荷精油 8 滴，在患部每天涂抹 5～6 次，能舒缓发炎、肿胀、疼痛等现象。

正确使用可以保养关节，延缓关节老化的速度。同时，要注意多吃水果、蔬菜等富含抗氧化剂的食物，以减轻自由基对关节的破坏；绿茶、全谷类、柑橘类、草莓、樱桃等食物含有生物类黄酮，有增强关节内胶质的功能；冷压南瓜籽植物油的 ω-3 脂肪酸可以抑制前列腺素作用，减轻关节发炎。天冷时要注意关节保暖，平时少做蹲、跪等姿势。

运动可以使关节周围的肌肉、肌腱、韧带强壮且有弹性，可以增强支撑、维持关节稳定的力量。长期卧床不动，肌肉力量会以每天3%的速度削弱。延缓关节退化的运动有健走、游泳、水中运动、骑单车等。

五、情绪层面保健

（一）情绪简介

情绪是人对内外信息的态度体验以及相应的行为和身体反应。人的主要情绪有喜、怒、哀、乐、惊、恐、思，也有一些细腻微妙的情绪，如嫉妒、惭愧、羞耻、自豪等。情绪常和心情、性格、脾气等因素互相作用，也受到激素和神经递质的影响。无论是正面情绪还是负面情绪，都是引发人们行动的动机。尽管一些情绪引发的行为看上去没有经过思考，但实际上意识是产生情绪的重要一环。

（二）负面情绪常见症状

老年人的心理特点用一句话概括就是"夕阳无限好，只是近黄昏"。作为老年人，应该好好享受清福，但由于空巢家庭增多、丧偶、自身年老体弱、自我评价过低等因素，往往会造成很多心理问题。目前，老年人的心理健康问题也日益受到社会的关注。如何让老年人健康幸福地度过晚年生活，是21世纪面临的一个重大课题。

（三）适合舒缓情绪保健的精油

据调查，由于退休后的生活变化和大脑功能的退化，有85%的老年人或多或少地存在各种心理问题，主要表现为孤独。27%的老年人有明显的焦虑和忧郁，有不到1%的老年人患有阿尔茨海默病，还有个别老年人出现精神分裂症状。因此，心理健康问题已经成为老年人生活质量的一个重大问题。

舒缓情绪的精油如下，可依照不同情况做选择。

1. 佛手柑精油

佛手柑精油有高雅花香的柠檬味，在芳香疗法中是非常受欢迎的情绪用油，能舒缓心情、提升正面情绪，对于失眠、神经焦虑有很好的效果。

2. 高地薰衣草精油

高地薰衣草精油有清甜香气，是处理情绪问题的首选精油，除了能够舒缓焦虑、忧郁情绪外，对于失眠、恐慌、压力及愤怒也有很好的作用。

3. 依兰精油

依兰精油能够安抚与提振正面情绪，是很受欢迎的选择。该精油能够平抚因压力所引起的心悸，对改善睡眠也有不错的效果。

4. 岩兰草精油

岩兰草精油有浓郁的柠檬味，又有独特的辛香味道，可以使人的神经得到振奋，对于处理焦虑、恐慌的情绪非常有帮助。

5. 罗马洋甘菊精油

罗马洋甘菊精油有水果与花的气味，具有清凉的效果与安抚的特性，对于减轻压力、焦虑及失眠非常有效，还能镇静神经系统。

如果不喜欢上述精油的气味，可寻找自己喜欢的精油气味，这样对心情才有帮助。

（四）建议使用方法

相关研究表明，嗅闻精油的香气会为情绪带来明显的改善。因为人的嗅觉与情绪、记忆、心情有着紧密的联系，当嗅闻气味时，芳香分子会进入鼻中，然后对情绪可以起调节作用，有助于调节压力、心率、血压及呼吸。

平时可以运用泡澡、扩香等方式，来嗅吸精油。另外，也可以与椰子油、甜杏仁油、霍霍巴油等基础油一起调和按摩全身。

老年人要端正自己的心态，保持积极乐观的态度，学会难得糊涂，多关心自己、多宽慰自己，保持心理平衡。同时，应培养一些业余爱好，多与同龄人交流沟通，广交朋友，增加与外界的往来，并适当进行体育运动，要张弛有度，劳逸结合，让自己的生活丰富充实起来。

任务实施

1. 请根据任务描述中的要求，按以下步骤完成学习老年常见症状适用的芳香疗法思维导图。

1）按照 4～6 人一组进行分组，小组讨论，确定至少 5 个学习老年常见症状适用的芳香疗法关键词。

2）根据本任务中提供的信息找出支撑内容与数据。

3）设计思维导图分级结构及样式。

4）完成学习老年常见症状适用的芳香疗法思维导图的绘制。

2. 在下面的空白处绘制学习老年常见症状适用的芳香疗法思维导图，并进行具体内容的介绍。

任务评价

教师根据每个小组任务完成情况，参照评价项目及各项完成情况由高至低分别在表3-4的A、B、C选项下面打"√"。

表3-4 学习老年常见症状适用的芳香疗法思维导图任务评价表

评价内容		A（满意）	B（合格）	C（不满意）
学习老年常见症状适用的芳香疗法思维导图	关键词数量 5 个及以上，并含有概念、判断、标准、原因、特点、影响、趋势等			
	核心主题"学习老年常见症状适用的芳香疗法"与关键词层级分明			
	内容充实、表达清晰，能体现本节课主要学习成果： 1. 呼吸系统保健 2. 消化系统保健 3. 循环系统保健 4. 骨骼关节保健 5. 情绪层面保健			
	布局、结构合理			
	文字、色彩、线条搭配得当			
	口头表述清晰、逻辑鲜明			
	思维导图设计或口头表达有创新点			
自我总结				

延展阅读

芳香疗法临床运用案例

1. 乳香舌下滴服配合中药治疗脑梗

潘某，男，70 岁，高血压，多次发生脑梗。2019 年 5 月，因外感咳嗽引起头晕头痛发作，走路不稳，有头重脚轻感，由家人搀扶前来就诊，测血压 150/80 毫米汞柱，给予中药治疗病情好转，加用乳香舌下滴服，每次 2 滴，每天 3～4 次，半个月后头痛症状消失，脚步轻盈有力，可独自来门诊复诊。

2. 乳香舌下滴服配合精油按摩，辅助治疗阿尔茨海默病

荀某，95 岁，阿尔茨海默病。2013 年 6 月中风，长期住院治疗，几年间病情不见好转，反而日益加重，生活不能自理，住院期间曾有小中风后发病一次，此后身体日渐衰弱，神情呆滞，不识亲属。2016 年 6 月开始辅助加用乳香舌下滴服，每次 2 滴，每天 2 次，同时每天 2 次精油按摩（使用丁香、广藿香、柠檬草、迷迭香精油交替，分层涂抹头顶、脊椎，使用保卫精油涂抹脚底）。用油半年后可自行站立、吃饭、洗脸，神志渐清，可读报识人，免疫力明显提高，感冒发热较前鲜有发生。

3. 口服降糖精油胶囊配合西药控制血糖

周某，女，62岁，2型糖尿病。空腹血糖10毫摩尔/升（mmol/L），餐后20毫摩尔/升以上，西医予口服西药阿卡波糖，血糖降至空腹8.5毫摩尔/升，餐后13.5毫摩尔/升，肌肝指标超标，自觉皮肤发痒、乏力、腰酸。2016年9月28日，在西药治疗的基础上，开始服用轻盈胶囊早晚各1粒，轻盈复方3滴、牛至1滴、胡荽3滴，灌胶囊服用，1日3次，饭前半小时服用。10月20日，查血糖，空腹8.1毫摩尔/升，餐后11毫摩尔/升，有所下降，继续服用以上配方至11月26日，查血糖，空腹7毫摩尔/升，餐后8.3毫摩尔/升。血糖明显下降，肌肝指标正常，精神状态良好，气色红润，体重减轻，皮肤发痒症状消失，血糖控制平稳。

（资料来源：程志清，2019. 试论芳香疗法在心脑血管的临床应用思路与方法[J]. 中医学，8（6）：384-389.）

 项目总结

芳香疗法，即借由熏香和按摩方式，让人体吸收精油的芳香分子，以达到维持身心健康的效果。本项目首先介绍了芳香疗法对于身心的作用，以及芳香疗法吸收精油的途径及作用。其次，介绍了精油的使用事项、不同的使用方法，以及学习调配精油的方法等，还介绍了精油、植物油的搭配及使用方式等。

项目四

绘 画 疗 法

项目介绍

　　绘画疗法是心理艺术治疗的方法之一，是让绘画者通过绘画的创作过程，利用非言语工具，将潜意识内压抑的感情与冲突呈现出来，并且在绘画的过程中获得缓解与满足，从而达到诊断与治疗的良好效果。目前，绘画疗法在西方国家已经得到广泛应用，成为心理咨询和治疗的主要技术之一。我国老年人口日益增长，实施绘画疗法，可以让老年人摆脱心理困扰，促进老年人的心理健康。

任务一　认识绘画疗法

任务目标

『知识目标』

1. 了解绘画疗法的概念。
2. 熟悉绘画疗法的历史起源。
3. 掌握绘画疗法的理论基础。

『技能目标』

能够掌握绘画疗法的类型。

『职业素养目标』

实施绘画疗法操作时应具备耐心与细心。

任务描述

以小组为单位，在学习相关理论后形成小组观点，绘制认识绘画疗法思维导图，并根据思维导图完成学习成果口头汇报。

相关知识

一、绘画疗法的概念

绘画疗法是以绘画活动为中介的一种心理治疗形式，它通过绘画让患者产生自由联想来稳定和调节情感，在追求艺术美的过程中治愈精神疾病[①]。

接受绘画疗法的绘画者不需要事先具备绘画经验和技能，治疗师并不是对绘画者的绘画作品进行审美评价或者诊断评估，其目的是为绘画者提供一个相对安全和有帮助的环境，并在这种环境下通过美术材料的使用取得人格层面的变化和成长。

二、绘画疗法的历史起源

早在 18 世纪末，绘画作品的心理诊断意义就已受到关注。在欧洲的精神病院中，很多精神病医生开始围绕精神病人对绘画所表现出的诊断意义进行研究。他们相信，精神病人的艺术作品可以证明他们对病人的诊断。

19 世纪末 20 世纪初，强调"潜意识"和"象征"的弗洛伊德和荣格的著作开始出版。弗洛伊德指出，艺术作品可以作为个体无意识表达的通道。他甚至认为，心理冲突

---

① 闫俊，崔玉华，2003. 一次集体绘画治疗尝试[J]. 中国临床康复，7（30）：4160-4161.

和精神疾病是驱动艺术家进行艺术创作的动机。弗洛伊德对大量著名绘画作品进行了分析，通过分析达·芬奇的画作，他认为达·芬奇具有恋母情结。这一分析开创了精神分析作为心理历史学分析工具的先河。

荣格也对人的原始心理模型与艺术表现方式之间的联系进行了研究。这为人们理解绘画中的形象的象征意义提供了指引。在荣格的日记中，有大量以图画形式表现的个人无意识及集体无意识内容。荣格最早尝试了使用绘画的方式对一位中年女性精神病患者进行治疗，并最终彻底治愈了其精神病症状。

整体来说，弗洛伊德与荣格虽然并未提出绘画治疗的概念，但是他们的理论与实践为之后的结合心理分析的绘画治疗的兴起和盛行奠定了基础，也成为之后绘画投射测验的重要依据。

三、绘画疗法的发展

在绘画作为测评工具发展的同时，它也作为治疗工具在不断发展。20 世纪初，伴随着弗洛伊德的精神分析理论和荣格的心理分析理论的兴起，绘画成为一种结合心理分析的艺术治疗形式。其中，出现了几位用不同方式对绘画进行使用以帮助治疗的代表性人物。

绘画疗法的先驱玛格丽特·诺姆伯格（1966），把绘画视为显现无意识的一种途径，人们在绘画中表达了他们的内心冲突。他强调"分析"和"动力"，鼓励患者做自发的描绘，通过绘画并结合自由联想和分析的形式，使患者对所处境遇和对事物的认识进行知觉重组和顿悟。

埃迪思·克雷默（1958）的理论则强调创造性。他认为，创造性艺术过程本身就有治愈特性，绘画这种创造性的工作激活了某些心理过程。通过绘画，当事人可以在安全的环境下，发泄存在于潜意识的东西，尝试行为的改变。

汉娜·Y. 奎亚特考斯卡（1978）将绘画疗法引入家族评估和家庭治疗之中。他发现，全家共同参与艺术创作时，对于整个家庭关系和某些家庭问题的部分修复可以产生正向的作用。家庭绘画也可以显现出家庭成员之间的联结关系、家庭成员的角色认同和对其他角色的认识。

娜塔莉·罗杰斯认为，只有让个体在一个无条件的正向尊重的环境中，他们才能真正地表达自己。这使治疗师更加注重给患者提供尊重、自由和积极关注的环境来进行创作。这也使绘画疗法的进行过程和解释分析过程朝向灵活和以"来访者为中心"的视角发展。

思凯夫（1998）和修特（1998）探讨团体绘画疗法的理论议题，特别是创作艺术作品和口语互动之间的关系。团体绘画疗法开始转向以绘画主题或绘画任务为主，并注重团体成员及治疗师之间的互动关系。

近年来，经过不断创新和努力，绘画疗法已成为一门专业技能，在精神病院、心理诊所、特殊教育、员工帮助计划（employee assistance program，EAP）等方面发挥着重要作用。同时，绘画疗法也在不断革新和变化，与其他方式（如音乐、谈话、讲故事等）相结合而发挥作用。绘画疗法还在不断与其他流派融合，在各个流派（如精神分析、人本主义、结构化治疗、存在主义治疗等）内进行着不同的使用方式和分析方式的探索，并出现了专门研究与老年人绘画疗法相关的议题，如 Larew（1997）研究团体绘画疗法干预老年人的社交技巧。

四、绘画疗法的理论基础

1. 精神分析理论的支持——投射理论

精神分析理论认为，个体在遇到不被自己或他人接受的不愉快体验时，会采用一定的防御方式来缓解内心的冲突。其中一种防御方式被称为投射，即个体将这些不愉快的经验或不被接受的感情加在他人身上，以缓解内心的冲突和焦虑。这个过程是在无意识中进行的。

在绘画过程中，画作中的人和物就可以充当被投射的他人。个体在进行绘画的过程中，可以在安全、被认可的环境下，通过画中的人或物来表达潜意识的思想和感受。

2. 生理学研究支持——大脑偏侧化理论

神经解剖学和脑科学知识告诉我们，人脑分成左、右两个半球。斯佩里的裂脑实验证实：左半球与抽象思维、象征性关系及对细节的逻辑分析有关；右半球与图像性的知觉和空间定位有关，具有音乐、绘画、空间鉴别能力，表明音乐、绘画、情绪等心理机能同属右半球掌控。

五、绘画疗法的类型

（一）线条类

1. scribble 法

scribble 法，即用签字笔或马克笔在画纸上任意画线条，然后说："你看这些线条，可不可以看到一些什么形状？"或者说："从这些线条中，如果有你可以看见什么形状的意象就随意画画看。"等待绘画者绘成形状时，治疗师就开始和他对话。

2. squiggle 法

绘画者画线条，治疗师投射并完成它；然后由治疗师先画线条，由绘画者去投射完成它。双方的交替要迅速，至于绘画的完成程度不重要。实际上，有时候绘画者的问题会呈现出来，有时候会出现转移的意象，有时候则出现攻击性、挑战性心像。这些方法可以稍微减少绘画者在导入时的防卫或抗拒，也可以判断其转移或攻击性的一部分。此技巧不仅可以适用于导入初期，而且可以在其他阶段引起自由心像联想。

3. 山中康裕的 Mutual Scribble Story Making 法

山中康裕的 Mutual Scribble Story Making（交互画线条说故事统合）法，通常由患者把一张纸分成6～8块，交互乱绘、投射，最后用所绘的图编成故事。

4. 禅绕画

2005 年，美国字体艺术家玛丽亚·托马斯和罗伯特研发出一种全新的绘画方式，在设定好的空间内用不断重复的基本图形来创作出美丽图案。画出来的图案，盘曲缠绕的线条构成了禅绕画的基本纹样，多种纹样的自由组合则构成了一幅完整的禅绕画。通过禅绕，人脑可以很容易进入冥想状态，逐渐达到深度的专注。在以精致的线条重复画图形时，每个人都可以专注于每一个笔画，在这样的意识状态下，心智、直觉和知识都能迅速、精确且不费吹灰之力地共同运转。

在禅绕画的世界里，没有比较，没有对错，只要跟着感觉画，自在愉悦就好，所以其又被称为"心灵的画作"。禅绕画的素材取之自然、取之生活，再加上人的无限想象力，可以无限延伸，产生出各种各样的可能性。

（二）交互色彩分割法

由患者或治疗者把画纸分割，然后再涂上颜色就是色彩分割。由患者与治疗师交互完成，称为交互色彩分割法。此法可以促进治疗师和患者间的互动，在统合失调症患者的治疗上颇有效果。

1. 画树测验

画树测验是由瑞士心理学家卡尔柯乞创制的。该测验要求受测者随意画一棵果树，然后把画好的树与卡尔柯乞所制定的标准做比较，看看受测者画的树与卡尔柯乞的哪一棵标准树最接近，便可发现受测者的性格特征。

2. 画人测验

画人测验，又称为绘人测验，是一种简便易行的智能评估工具，有时也用来评估人格。1885 年，英国学者库克首先描述了儿童画人的年龄特点。此后，许多学者开始探讨通过儿童绘画来了解其智能发展的情况。1926 年，美国心理学家古迪纳夫首次提出画人测验可作为一种智力测验，并将这一方法标准化，他认为该测验是适于 4~12 岁儿童的智力测量工具。1963 年，哈里斯对画人测验进行了系统研究和全面修订，发表了古氏—哈氏画人测验。1968 年，考皮茨也编制了画人计分量表，并首次提出了画人测验的 30 项发育指标。

3. 房树人测验

房树人（house-tree-person，HTP）测验为投射测验的一种，约翰·巴克于 1948 年发明此法，受测者只需在 3 张白纸上分别画房、树、人，即可完成测试。目前，已经发展出多元 HTP 法，即一张画纸分割成 3 个部分，每一部分都画出房、树、人，也有在未分割的画纸上同时画出房、树、人。总之，房树人测验可以了解受测者的心理健康倾向、人际交往倾向、管理控制倾向、自我控制情绪状况等。

4. 雨中人测验

雨中人测验是由阿诺德·布拉姆斯和亚伯拉罕·阿姆钦所设计的一种投射测验。与房树人测验的目的和功能不同，它是用来了解人们处在情境压力下的情绪状况及应对方式。

5. 家庭绘画测验

家庭绘画测验是让绘画者画出一个家庭。它是利用人物绘画作为人格投射指标的方法。家庭绘画测验通过内容、位置、人物的大小及绘画过程，传递出家庭互动的情况、绘画者对于家人的态度和绘画者对家庭角色的认知。

家庭绘画测验首先由阿佩尔提出，而后又得到其他学者更深入的说明。伴随着家庭结构和家庭治疗方法的潮流，家庭绘画测验的简洁和可提供丰富信息的优势凸显出来，使其成为被广泛应用的测验工具之一。家庭绘画测验也经常作为与儿童进行交流和对其病情进行评估的手段，即儿童会把自己对父母、兄弟姐妹的内心情感，以及家庭内部的互动情况投射到绘画中。

6. 动态家族画法

动态家族画法是让绘画者描绘家族的动作与行为。奎特科夫斯卡最早提倡"家族艺术治疗"，即让绘画者描绘家族画作为他们谈对于家族的感情线索，如让绘画者和家族分别描绘作品，互相批评，察觉问题所在，然后互相修正。在此一连串的过程中，减弱家族的压抑和防卫，塑造现实与意象的双重结构，将有助于建立浓厚的人际关系。

7. 风景构成法

1969 年，日本心理咨询师中井久夫创立了风景构成法。治疗师在绘画者面前，用快干笔在一张画纸上加框，对他说："现在请你把我说的东西逐一画在纸上，形成一幅风景。"顺序依次为河流、山、稻田、路、房屋、树木、人、花、动物、石头。治疗师根据整体的统整性、丰富性、分化性、空间深度等加以检讨，了解个别意义。风景构成法可以做心理测验，也可以用在治疗情境中。

风景构成法源自荣格沙盘治疗的观点，治疗师可以了解绘画者在风景构成图中，由二维空间进入三维空间的距离与整合性、空间的表现性质与色彩效果的概念。这些对于精神异常的绘画者相当重要，因为这些绘画者的空间构成具有相当的特异性。

8. 九分格统合绘画法

九分格统合绘画法是自由联想的技法，该法将图画纸划分为 9 格，以中间的格子为中心，呈漩涡状顺序，一格一格地进行绘画。绘制的画可为自由画或主题画；可由绘画者一人完成，也可为治疗师与绘画者交互绘画完成，完成后依图编故事。九分格统合绘画法的特性在于自然的集结多元且复杂的心像，同时达到信息收集及整理的效果，并可看见联想的动向，从而了解绘画者的心理模式、因绘画面积缩小所产生的情绪变化。

9. 曼陀罗绘画

曼陀罗绘画由心理学家荣格从东方宗教引入西方心理学。荣格认为，曼陀罗是自性原型的象征。曼陀罗绘画具有如下功能：整合意识与无意识的冲突、预防与修复内心分裂、领悟生命意义及明确人生方向。绘画者画曼陀罗的目的在于减少心理紊乱，调整内心秩序，虽然在意识层面尚未完全觉醒，但其所表达的却是秩序、平衡和完整。

（三）其他类

1. 拼贴画

拼贴画疗法的创意来源于"便于携带的箱庭疗法"。1987 年，日本京都文教大学森谷宽之依据"箱庭疗法的本质之一是玩具的组合"，创新出拼贴画疗法。1989 年，森谷宽之与日本医科大学杉浦京子合作研究，并正式倡导了这种心理技法——拼贴画疗法。

拼贴画疗法是指从报刊广告、商业宣传册、广告画册等材料中剪下一些人物、动物、花鸟虫鱼、山水树木等插图和照片，重新拼贴于纸上的制作过程。它不需要布置特殊的场所、贵重的仪器设备、工具玩具及复杂的言语指导，制作者也不需要具备高水平的绘画功力。简便、易操作的特点，使拼贴画疗法目前已被逐步地应用到与心理治疗和咨询有关的各个领域。图 4-1 为社区老年人的叶子拼贴画活动。

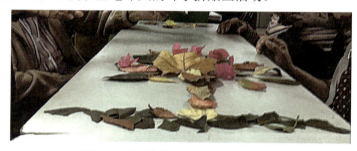

图 4-1　社区老年人的叶子拼贴画活动

2. 手指画

手指画是指直接用手（包括指尖、手指、手掌、手背、手侧）蘸取适当颜料，在纸质平面媒介上进行指印、掌印、涂鸦等形式的艺术活动。

3. 意象画

意象画是以意象对话心理治疗为指导原则，引导绘画者对其画作进行体验，在体验过程中对画作（或求治问题）有所发现、领悟，从而对绘画者的现实心理困扰有所消解。

意象画的"画"就是普通意义上的画画，而不是画出意象；反而看画时，是需要用"看"意象的方法来"看"画。所以，这也是意象画心理咨询技巧和意象对话的共通之处，即"看"。

任务实施

1. 请根据任务描述中的要求，按以下步骤完成认识绘画疗法思维导图。

1）按照 4～6 人为一组进行分组，小组讨论，确定至少 3 个认识绘画疗法的关键词。

2）根据本任务中提供的信息找出支撑内容与数据。

3）设计思维导图分级结构及样式。

4）完成认识绘画疗法思维导图的绘制。

2. 在下面的空白处绘制认识绘画疗法思维导图，并进行具体内容的介绍。

任务评价

教师根据每个小组的任务完成情况，参照评价项目及各项完成情况由高至低分别在表 4-1 的 A、B、C 选项下面打"√"。

表 4-1　认识绘画疗法思维导图任务评价表

评价内容		评价等级		
		A（满意）	B（合格）	C（不满意）
认识绘画疗法思维导图	关键词数量 3 个及以上，并含有概念、历史起源、理论基础、类型等			
	核心主题"绘画疗法"与关键词层级分明			
	内容充实、表述清晰，能体现本节课主要学习成果： 1. 绘画疗法的概念 2. 绘画疗法的历史起源 3. 绘画疗法的发展 4. 绘画疗法的理论基础 5. 绘画疗法的类型			
	布局、结构合理			
	文字、色彩、线条搭配得当			
	口头表述清晰、逻辑鲜明			
	思维导图设计或口头表达有创新点			
自我总结				

延展阅读

不同理论取向的绘画艺术疗法

1. 精神分析取向

精神分析取向的治疗师们遵循弗洛伊德和荣格的精神分析路线，把患者创作的艺术品看成是心理问题的无意识表达，注重自发性并鼓励患者自由表达自我意象，通过绘画艺术治疗过程回溯过去发生的心理问题。

2. 格式塔理论取向

鼓励运用以视觉形式呈现出来关于人格的完整性和统一性的信息，鼓励个体对其生命历程担负起不可推卸的责任，治疗师所做的努力是帮助患者成长并将存在于个体内部的潜能发掘出来。格式塔疗法的原则是运用一系列技术使患者意识到他们心理上存在着言语与非言语表达之间的差异、行动与情感之间的差距，对于绘画作品的言语化过程就解释了这种差距。

3. 人本主义取向

1973 年，马拉·贝坦斯基出版了《通过自我表现的自我探索》，她认为在人本主义的积极治疗关系中，患者得到了用艺术进行自我表现的机会就会很快克服自身自闭性症状。自我发现和自我意识通过艺术作品的创作和回顾反映出来，继而将它转换成知觉传递给他人。她强调，艺术疗法中艺术现象与经验中的现象必须相互联系才会出现。创作行为和对作品的深思都会给患者带来有关自己的领悟和洞悉，"表现—发现—交流"是治疗过程中的 3 个必要过程。

4. 教育与发展取向

教育与发展取向主要包括行为绘画艺术治疗、认知行为绘画艺术治疗和发展性绘画艺术治疗 3 类方法。行为绘画艺术治疗主要用来治疗情绪扰乱和心智发育迟滞的儿童；认知行为绘画艺术治疗主要运用艺术材料创造社会环境，环境一旦建立，攻击行为的活动模式就会被引出、记录，继而可以对此进行讨论和纠正，当适应不良的行为出现时，患者被要求确定问题互动的前兆，讨论可以替换的行为模式，试图建立新的行为模式；发展性绘画艺术治疗依据儿童心理发展理论，对儿童发育迟滞或身体障碍所致发展落后儿童进行绘画艺术干预，以促进患者认知、情绪机能的发展。

5. 家庭系统取向

通过患者的图像或色彩信息，了解他们内心真正意义上的自我表述与家庭表述，治疗师将患者的部分或全部家庭成员卷入以艺术创作为介质的治疗过程中，是为了了解绘画中出现的视觉图式与他们正面临的亲密关系模式中的关系，了解视觉图式反映出来的家庭关系中各种心理症状之间存在的纠缠不清的关系。绘画创作过程可以"切片"似地反映家庭沟通模式。

6. 团体治疗取向

在治疗性的团体中，个体将长期生活中形成的心理内向投射出来，团体过程的目标是要帮助患者引出他们长期以来形成的思考与行为模式，从而使个体惯有的寻求安慰的方式和看待世界的方式得以显现，团体成员用自己创造和自己所看到的形象，对关键问题进行非语言性的探讨。

（资料来源：作者根据相关资料整理改编。）

任务二　实施绘画疗法

任务目标

『知识目标』

1. 了解绘画疗法的基本过程。
2. 熟悉绘画疗法家庭治疗中的绘画。
3. 掌握绘画疗法团体辅导中的绘画。

『技能目标』

1. 能够掌握绘画疗法的实施技巧。
2. 能够掌握绘画疗法与老年人健康的关系。

『职业素养目标』

实施绘画疗法操作时应具备耐心和细心。

任务描述

以小组为单位，在学习相关理论后形成小组观点，绘制实施绘画疗法思维导图，并根据思维导图完成学习成果口头汇报。

相关知识

一、绘画疗法的基本过程

按接受绘画治疗的主体来划分，绘画疗法可以分为个体绘画治疗、家庭绘画治疗和团体绘画治疗。

（一）个体绘画治疗

个体绘画治疗的基本目标是通过绘画提供一个安全的环境和氛围，协助绘画者个人功能得到更完全的发挥，人格得以完善。

1. 绘画的引入

治疗师需以"不批判、积极关注、共情"的态度建立良好的咨访关系，创造一个安全、信任、真诚的环境，允许绘画者在其中自由探索。当然，也可以通过绘画协助良好关系的建立。治疗师可以对采用绘画促进治疗这一方式进行简单介绍，激发其兴趣。同时，阐明这种方式与绘画水平无关，消除绘画者对于绘画技术的担忧。

对于绘画比较抗拒的绘画者，可建议稍后再尝试；也可建议绘画者回家完成绘画，然后将画作带来讨论。

2. 治疗师的角色定位

在个体绘画治疗过程中，在不影响绘画者积极性的前提下，治疗师一般会保持客观观察和被动的姿态，鼓励绘画者自发进行表达。在治疗过程中，治疗师也会运用少量指导，使绘画者能有机会从新的角度对问题进行发现和思考。

3. 解释绘画和问题解决

在对绘画进行任何解释之前，治疗师要先请绘画者对自己的绘画进行感觉表达和自我阐释，也可请绘画者根据自己的绘画讲故事。以这种方式，治疗师可以更充分地了解绘画者自身的想法，也可避免治疗师盲目解释引发绘画者的抵触。

解释之前，需要注意的是：①解释要以良好的咨询关系为基础；②需要等绘画者完成一定量的绘画，足以显现出重复的主题、情结、态度时，才可进行解释。

在解释过程中，面对绘画者的防卫和否认，治疗师也可以从图画中找到证据，促使其直面问题；如果绘画者的条件许可，也可采用暗喻、象征的方式来与其进行对话，这样可以促进其领悟，也可避开其直面问题的防御。通过解释和有引导性的谈话，治疗师可以帮助绘画者释放潜意识冲突和压抑，使绘画者获得对自己的体察，并引发适应性的经验。

解释完成后，可询问绘画者是否愿意改变图画或者画另一幅画，来探寻绘画者的转变和新的可能性。在谈话过程中，如果绘画者提到解决问题的新方法或出现新的转变，也可让其画一幅新的图画对其加以澄清和梳理。

4. 治疗的结束

在治疗结束阶段，治疗师要与绘画者一起回顾治疗期间的所有画作，梳理成长和转变的过程。这时，可以请绘画者画下自己对治疗期间转变的看法、未来的看法和目标。同时，治疗师要对自己和绘画者可能出现的离别情绪和焦虑进行适当处理。

（二）家庭绘画治疗

在家庭治疗中对于绘画的应用，可帮助治疗师了解和评估家庭中家庭成员的角色认知和家庭内的互动状态，以帮助后续治疗方式的调整和目标的制定。

除此之外，绘画方式还用于：帮助家庭成员以隐蔽性的方式表达真实感受，因为在家庭中往往存在着内部规则和限制，某些个体的真实想法和感受往往受到抑制；发现家庭系统中或次系统中的权力分布和家庭中显在或潜在的主导者；探究家庭中的联盟关系，并对妨碍家庭功能的联盟关系进行适当打断和调整；用来打断治疗过程中家庭成员之间的不良沟通，以间接方式帮助沟通；通过家庭集体的绘画过程，建立家庭的凝聚力，增进内部关系。

在家庭绘画治疗中，可根据实际情况和需要，灵活选择个人绘画、部分成员共同绘画（如配偶）和家庭共同绘画。绘画内容应根据实际需要而选择，如自画像、对其他成员进行描绘、对家庭进行轮流或共同描绘等。治疗师要根据实际需要提供相应的绘画环境。

家庭绘画治疗中对绘画的解释，需要在良好的信任关系、绘画者充分自我阐释、有足够的绘画时间和证据的基础上进行。

对于绘画的分析可通过绘画内容进行，也可通过观察绘画过程中的互动状态、绘画时每个成员的行为、动作、态度，对绘画位置的选择而进行。治疗师可针对画作进行提问，以促进绘画者对于深层次和易忽略部分的体察。

（三）团体绘画治疗

在团体中使用绘画，除了可以帮助团体成员表达、澄清想法和感受之外，还有最重要的一点是团体成员之间想象的分享。通过统一的绘画指令，团体成员之间拥有了共同的议题，对于议题的关注，有助于减少团体成员内心的防御和呈现内心冲突。

绘画指令的来源，可从团体辅导谈话所引发的议题中随机选材，也可根据团体内的具体情况、团体领导者的经验来选择。

1）团体成员的介绍与目标澄清。例如，自画像，可以画出面临的问题、画出解决方法、画出你的好恶及优缺点、画出想要改变的事情等。

2）与其他成员分享和团体凝聚。例如，团体成员轮流作画，团体成员各自完成的作品；团体成员共同完成一幅画，共同形成一件艺术品等。

3）显露成员在团体内的角色和看法（需要团体成员相互支持时才能使用）。例如，画出你如何看待其他成员、在团体画上找到自己或他人等。

4）团体中出现的特殊情境。例如，对于孤立者，可指令两个人共同完成一幅画，然后逐步增加参与画作的人数；对不知所措或不知如何画的情况，可指令以非主题式的方式（如涂鸦）进行；对于攻击性个体，可指定其画出"愤怒"或以涂鸦的方式将愤怒表达出来。

5）团体结束。例如画3幅画，即团体开始时的你、团体中的你和现在的你；画出其他成员在团体开始或结束时的样子；画出自己记忆中印象深刻的一次"离开"或"结束"的记忆；画出离开团体的感觉（可用符号）；画出离开团体后的未来生活或目标。

二、针对健康和偏瘫老年人的绘画疗法具体操作过程

拼贴画疗法非常强调在一种宽松、自由、安全、受保护、不受干扰的环境下进行。健康和偏瘫老年人通过选择、排列图片来创造图画，通过自由、创造性的游戏，使无意识过程以图画的形式显现出来，让参与者在制作拼贴画作品的过程中进行一个意识与无意识的无声交流，通过这样的交流来达到意想不到的治疗效果。

（一）拼贴画疗法的具体操作技法

1. 拼贴画疗法的材料准备

1）衬纸。从A4到A3或从B4到B3左右大小的图画纸、制图纸或复印纸，白色或彩色均可。衬纸的大小和色彩没有严格的规定，可以视老年人的具体情况而定。一般来说，1小时的个人治疗会使用B4大小的衬纸。

2）拼贴材料。可以从旧书、期刊、报纸、广告册、商业宣传手册、明信片等纸质媒介上裁剪一些有关运动、综艺、时装、风景、家庭生活、美术等方面的拼贴材料。

3）工具。小剪刀、固体胶或双面胶、彩色画笔。

2. 拼贴画疗法的实施方法

1）时间。在1小时左右的心理面谈中，用B4的衬纸可以有5~40分钟的制作时间。

2）指导语。例如，"请在现有的这些材料中任意选择一些图片或文字并将其剪下，按照你自己的意愿，重新组合拼贴到白纸上。"

3）方式。先画一些画，再拼贴；或是在拼贴完后用彩色画笔在画面上涂画。实施方法大致分为两种：①让制作者自己从期刊中选取素材，自己裁剪，称为期刊图案拼贴法；②拼贴盒法，由治疗师事先选取使用的素材并裁剪下来，放到盒子里，再由制作者从盒子里选用自己中意的材料，构图并拼贴。图4-2为社区老年人的叶子拼贴画作品。

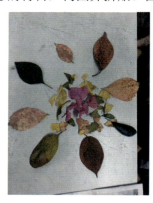 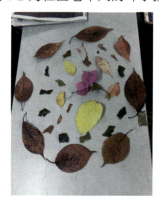

图4-2 社区老年人的叶子拼贴画作品

（二）拼贴画疗法的意义解释

拼贴画疗法强调制作者自我治愈的能力，不需要对作品进行解释。制作者完成作品后，治疗师如有看不懂的地方可以适当询问，并请制作者进行客观陈述。最后请制作者完成必要的要求，如请给你的拼贴画作品命名、请描述你制作这个拼贴画作品时的感受等。

（三）拼贴画疗法的作用

拼贴画疗法通过绘画艺术及游戏治疗的方式，以视觉艺术题材作为表达、评估和治疗的工具，可以使治疗师根据制作者的行为表现及制作完成的拼贴画，洞察到制作者自然流露出的无意识内容。这种类似游戏的方式为老年人提供了丰富的激发其无意识的机会与可能，使老年人在制作拼贴画的过程中能够自由地表达自我、宣泄不良情绪，逐渐找回安全感和自我效能感。

1）拼贴画疗法可以帮助经历过创伤事件的老年人重新获得其最需要的控制感和安全感。在拼贴画疗法治疗过程中，治疗师最重要的是要始终陪伴在受创老年人身边并给予积极关注，谨慎细心地观察受创老年人制作拼贴画，要少干预他们的行为，使他们可以自由自主地进行拼贴画活动。通过创造性游戏，受创老年人可以暂时忘却创伤性事件带来的恐惧和痛苦回忆，逐渐获得控制感和安全感。

2）拼贴画疗法在处理老年人与情绪相关的问题上有先天的优势。人脑的右半球控制情绪，左半球控制语言，因而在发生情绪问题时，语言功能受限而右半球则能更好地提取并处理这些问题。在拼贴画的制作过程中，老年人会不由自主地表达自己内心的情绪和情感，使自己的无意识内容自然地流露于作品之中，从而使其焦虑、恐惧、悲伤等情感能量得以宣泄和释放。

3）拼贴画疗法提供了叙述创伤事件的替代方式和非言语技巧。老年人遭受重大创伤后，其语言表达能力也会受到限制。例如，在某些受虐老年人的案例中，虐待者常会恐吓他们，假如他们胆敢指认或把事情说出去，虐待者便会对老年人或他们所爱的人施加更多的暴力。因此，为受创老年人找出其他替代方式来"诉说"发生的事件非常重要。

拼贴画疗法不会对老年人造成压迫，因为他们不需要用复杂、准确的语言来描述创伤事件发生的经过，也不需要画下任何精确的图像，只要把喜欢的图案剪下来，贴在衬纸上就可以了，而治疗师则以最少的言语回应并鼓励老年人"叙述"，不会强调诠释老年人的作品。

4）拼贴画作品是老年人认知和情感具体物化的呈现。通过拼贴画作品的形象展现，老年人学会运用心像来思考并表达内心真实的自我，最终得以统一与整合其认知和情感，有助于新认知概念的形成。

拼贴画疗法不仅能启发丰富的想象，促进治疗中创造性及领悟的产生，还能帮助老年人自我认识、自我理解和自我发展。

作为老年人心理评估的一种参考指标，治疗师可以通过观察老年人制作的拼贴画来发现老年人心理疏导点之关键，有助于准确而有效地进行干预。

5）拼贴画疗法操作简便，且使心理治疗常态化。拼贴画疗法可以在老年人日常适应的环境或情境下展开。不仅如此，它所使用的素材（如报纸、期刊、剪刀、胶水等）也是老年人非常熟悉的，通过使用这些常态物品，可以避免老年人对心理治疗的抗拒。

三、针对失智老年人的绘画疗法具体操作过程

手指画不需要学习任何技法，点、按、拖、拉，自由地创作可充分展现老年人画意象期（非写实期）的创作天性，极大地促进他们的想象力和创造力，在制作过程中可以促进失智老年人的精细动作与手眼协调。

（一）手指画的基本绘制方法

1. 点触法

用手指尖蘸色后在纸上点触，画出的是圆点形图样，适合画小花、人和动物的眼睛及类似的形象。

2. 平按法

用手指的螺纹面蘸色平按在纸上，画出的是椭圆形图样，适合画气球、人和动物的身体及类似的形象。

3. 拖画法

用手指头蘸色在纸上拖动,画出的是粗线条,适合手指涂鸦和手指画大形体形象创作。

4. 笔触法

用手指头蘸色，像画笔一样迅速地在纸上涂抹，适合手指涂鸦和背景涂抹。

5. 其他部位

用手指的侧面、指甲、手掌、手掌侧面等部位画出更富于变化的图样。

图 4-3 为老年人的手指画作品。

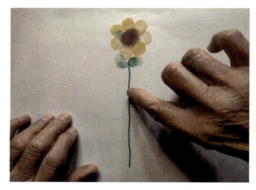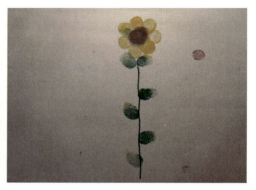

图 4-3　老年人的手指画作品

（二）画手指画的技巧

1）画出椭圆形。将整个指尖按压下去，印出来的指印就是完整的椭圆形，如图 4-4 所示。

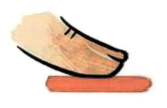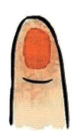

图 4-4　画出椭圆形

2）画出圆形。只按下指尖的一部分，印出来的指印就是圆形，如图 4-5 所示。

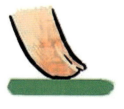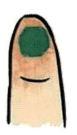

图 4-5　画出圆形

3）画出多种色彩的指印画。可以在 10 个手指蘸上不同色彩的颜料或印泥，用湿纸巾或清水清洗，再更换新的色彩，如图 4-6 所示。

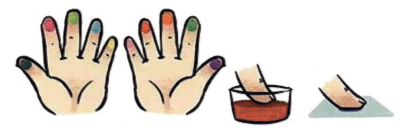

图 4-6 画出多种色彩的指印画

4）画出半圆形。取一张垫纸，按压一半指印在垫纸上，另一半在纸上，移开垫纸，半圆形的指印就出现了，如图 4-7 所示。

图 4-7 画出半圆形

任务实施

1. 请根据任务描述中的要求，按以下步骤完成实施绘画疗法思维导图。

1）按照 4~6 人为一组进行分组，小组讨论，确定至少 5 个实施绘画疗法的关键词。

2）根据本任务中提供的信息找出支撑内容与数据。

3）设计思维导图分级结构及样式。

4）完成实施绘画疗法思维导图的绘制。

2. 在下面的空白处绘制实施绘画疗法思维导图，并进行具体内容的介绍。

任务评价

教师根据每个小组的任务完成情况，参照评价项目及各项完成情况由高至低分别在表 4-2 的 A、B、C 选项下面打"√"。

表 4-2　实施绘画疗法思维导图任务评价表

评价内容		评价等级		
		A（满意）	B（合格）	C（不满意）
实施绘画疗法思维导图	关键词数量 5 个及以上，并含有基本技巧、拼贴画等			
	核心主题"绘画疗法"与关键词层级分明			
	内容充实、表述清晰，能体现本节课主要学习成果： 1. 绘画疗法的基本过程 2. 针对健康和偏瘫老年人的绘画疗法具体操作过程 3. 针对失智老年人的绘画疗法具体操作过程			
	布局、结构合理			
	文字、色彩、线条搭配得当			
	口头表述清晰、逻辑鲜明			
	思维导图设计或口头表达有创新点			
自我总结				

延展阅读

绘画疗法作品中图案的象征意义

在每幅绘画作品中，或多或少都会包含一些元素，如人物、动物、自然风景等，我们可以把这些元素甚至绘画作品本身看作一个象征。

根据实践经验，常出现的绘画元素可分为动物、植物、人物、鬼神、自然物、色彩等类别。

1. 动物

绘画中出现的动物主要象征某种性格特征，动物可以大致分为鸟类、鱼类、食肉动物、食草动物、整合动物等。

（1）鸟类

鸟类代表自由，也代表自然、直接和简明。不同的鸟类有自己的特点：食肉猛禽象征着一种自信、勇猛和骄傲的性格；温和鸟类（如鸽子等）象征着友好、优雅等特点；涉禽类（如仙鹤等）因其长长的腿而象征着骄傲或超脱；鸣禽类（如夜莺等）象征着对艺术的表达力；有些格外强调羽毛的鸟（如锦鸡等）象征着对美丽的追求；等等。

（2）鱼类

鱼表示"有余"和"富裕"。在远古及在不同的民族，鱼在人们心目中代表财富。鱼大多象征着一种温柔、有爱心并且有奉献精神的性格。

（3）食肉动物

狮子、虎、豹等表示有力量且自信，因自信而心胸比较坦荡，性格也比较直率；能非常放松，也能非常警觉；勇敢而有威严。

（4）食草动物

鹿和羊等表示温和、善良、内向且有些胆怯，其内心敏感而细腻，都比较喜欢群居且有些从众倾向；大象表示有智慧；牛表示勤劳，但是一旦发火则性格暴烈；马表示张扬而潇洒；兔子表示机灵而温柔等。

（5）整合动物

传说中的整合动物包括龙、凤凰、麒麟等，象征着一个人已经把自己身上的各个侧面很好地整合在一起了，象征着超常的心理健康程度、自我实现或超越自我。

2. 植物

植物更多的是反映人在行为时的品质，如是缓慢还是迅速，是柔和还是强硬等。

例如，松树和柳树，前者表示坚定，后者表示柔韧；前者表示执着，后者表示变通。树或树枝有时可以作为男性象征。花常用于象征女性，花的不同特点往往象征着女性的不同特点，如暖色系的花象征着比较外向活泼的女性，冷色系的花则象征着忧郁或者内向的女性，白色的花象征着纯洁。

仙人掌可以象征那些因情感缺乏（仙人掌生活在沙漠中，沙漠没有水象征着缺少爱和关怀）而变得有一定攻击性（用刺去伤人）的人。

3. 鬼神

鬼象征邪恶、危险等，是消极的心理状态的象征。

神仙、圣贤等形象则是积极健康的心理状态的象征。

4. 火、光、日、月

火象征着所有强烈的情绪，如激情、狂热、高度兴奋，愤怒等。另外，火也象征着生命力和生命。

光象征超越性或宗教性的智慧。

日象征着阳性的智慧，是生命力的来源，还象征博大的爱心、力量和能量、男性气质等。

月象征着阴性的智慧、神秘的直觉、变幻莫测等。

5. 色彩

人对色彩的喜好与性格之间有着密切联系。因此，通过一个人喜欢的颜色，可以大致了解他的性格。人们常常能感受到色彩对自己心理的影响，这些影响总是在不知不觉中发生作用，并左右我们的情绪，引发强烈的生理或心理的共鸣。因此，通过了解颜色所代表的象征意义，能更好地发现别人或自己平时没有注意到的方面。

1）红色：象征着热情、活力、浪漫、庄严、肃穆、暴力、危险等。

2）黄色：象征着照亮黑暗的智慧之光、财富、权力等。

3）蓝色：象征着宁静、安全、保守、悲伤等。

4）绿色：象征着自然、放松、稳定、成长等。

5）白色：象征着明亮、干净、朴素、整洁，被视为崇高、神圣的颜色。

6）黑色：象征着能力、精致、现代感、死亡、邪恶等。

（资料来源：作者根据相关资料整理改编。）

任务三 学习绘画疗法的操作案例

任务目标

『知识目标』

1. 了解绘画疗法的作用。
2. 熟悉绘画疗法的技巧。

『技能目标』

能够掌握绘画疗法操作案例。

『职业素养目标』

实施绘画治疗操作时应具备耐心和细心。

任务描述

以小组为单位，在学习相关理论后形成小组观点，绘制学习绘画疗法的操作案例思维导图，并根据思维导图完成学习成果口头汇报。

相关知识

一、绘画疗法的作用

1. 利用绘画疗法处理情绪障碍

国内外不少研究已表明，由于人脑左半球运行的语言或言语功用有限，要用右半球运行的艺术方式来处理情绪障碍。这是因为情绪和艺术（绘画、音乐等）都由右半球所控制。

2. 绘画疗法促进自我完善与社交技能的作用

绘画疗法不仅可以处理人们的情绪和心理创伤问题，还可以使心理障碍患者的自我形象、自尊或自我概念、社交技能等得到提高。

3. 通过创作过程使语言与认知功能得以改善

在绘画过程中，参与者将自己的想法以视觉形式呈现出来，将语言画出来；同时也激活了与语言有关的大脑区域，激活了与影响手部灵巧有关的大脑区域。

二、分析绘画疗法的技巧

1. 奇特之处

在画面上找出奇特之处，如房子在天上飞、房子没有门窗等，并选择一处进行讨论。例如，人物画中的人缺少耳朵，就可问绘画者："这个人要是没有耳朵，他怎么生活呀？"这样就引起了绘画者的思考。

这个原则在"看"画中所起的作用是创造讨论的起点，为治疗师与绘画者展开讨论寻找缘由。

2. 眼见为实

眼见为实，即画上的内容是什么样子的，就视为什么样子的。其作用是让绘画者从自我想象中回到眼前的实际图画上。

> **案 例**
>
> 绘画者画中一个人的头上画着三根头发。当询问绘画者时，他说："这三根就代表很多。"治疗师说："要是代表很多，就请画上去。"其实，这个头发很多是想象中的，而不是眼前画中的人的实际情况。眼见为实的要点在"较真"，可以帮助绘画者从想象中回到现实；同时，也会成为治疗师与绘画者交流的一个起始处，如治疗师可以提问："如果这个人真长了三根头发，他怎么了？"

3. 自圆其说

在奇特之处或眼见为实之处提问后，需要绘画者给出一个比较符合现实逻辑的理由。

> **案 例**
>
> 接上面三根头发的案例为例，绘画者可以说："这个人为了时髦，专门留了三根头发。"这个回答就是符合逻辑的自圆其说。绘画者如果说："风给吹掉的。"这就不算是符合逻辑的回答。绘画者还可能会说："我不会画头发，就画了三根作为代表。"这也是理由。
>
> 治疗师围绕这三根头发提出一系列问题，如"只留三根头发的难度也很大，是怎样做到的？""这种时髦和其他时髦有何种不同？""为什么不是四根或两根？""如何保持三根的状态？""这个形象保持多久了？""当初是怎样决定留此发型的？"等等。只要绘画者能自圆其说，绘画者对画中的人物就会越来越了解，越来越能体会画中人物的心境，仿佛画中的人物活了一样。这样，看画的直接目的就达到了。

4. 就画论画

就画论画是指只探讨画作中的内容，或者说画作呈现的现实样子。防止绘画者把视线从画作中移开，弃画作而不顾，只谈论现实之事。在看画时，不谈论现实之事，就是为了把绘画者外投的注意力转向自我反观，而"画"此时就充当着"镜子"，所以要就画论画，不离开"镜子"了。

5. 回到画中

在看画的过程中，绘画者完全不谈现实也是不可能的。当绘画者提起现实生活中的创伤事件时，一定得允许绘画者把想到的事件说完，包括其中蕴含的情绪也要获得释放，再让其回到画中。

三、绘画疗法操作案例

老年人在生活中经常与人讨论的话题是自己过去的经历。因此，可以使用生命年轮（每一个圆环代表一个年龄阶段）这一绘画技巧，让老年人在画生命年轮的过程中得到领悟、得到治愈，最终完善自我、健康身心。

（一）步骤

1. 画同心圆

让参与者在一张 A4 纸上画多圈的同心圆，如图 4-8 所示。

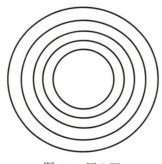

图 4-8　同心圆

2. 在同心圆上标注年龄

在同心圆上标注年龄，一圈可以代表 10 岁，也可以代表某个年龄阶段。最内圈代表最小的年龄，越往外圈年龄越大。

3. 回忆过去

确定一个成长主题引导参与者按照时间顺序静静地回忆过去：这一时期发生了哪些事？遇到了哪些人？哪些人、哪些事对自己影响最大？用一个词或者几个关键词概括这一年，依次确定成长主题，并在年轮上标注。

4. 涂色

根据成长主题的不同，按自己的理解为每个年轮涂上不同的颜色。另外，还可以根据自己的喜好做一些装饰，让成长年轮看起来更加漂亮。

5. 命名

经过思考，为自己的生命年轮命名，并写在年轮的下方。

6. 分享

在小组内分享自己的成长历程，以及参与这项主题活动的感受。

（二）效果分析

1. 更加了解自己

参与生命年轮主题活动，需要回忆过去，反思过往，可以使参与者更加透彻地了解自己。

2. 更加了解生命的历程

通过这个活动，参与者回忆自己的成长经历，加深了对生命历程的理解。

3. 缓解心理创伤

曼陀罗绘画疗法可以治愈心理创伤，缓解压力，释放负面情绪。生命年轮主题活动以曼陀罗绘画疗法为基础，有着同样的功效。

4. 自我得到统一

生命年轮主题活动可以使参与者的自我得到统一。

任务实施

1. 请根据任务描述中的要求，按以下步骤完成学习绘画疗法的操作案例思维导图。

1）按照 4～6 人为一组进行分组，小组讨论，确定至少 5 个学习绘画疗法的操作案例的关键词。

2）根据本任务中提供的信息找出支撑内容与数据。

3）设计思维导图分级结构及样式。

4）完成学习绘画疗法的操作案例思维导图的绘制。

2. 在下面的空白处绘制学习绘画疗法的操作案例思维导图，并进行具体内容的介绍。

任务评价

教师根据每个小组的任务完成情况，参照评价项目及各项完成情况由高至低分别在表4-3的A、B、C选项下面打"√"。

表4-3　学习绘画疗法的操作案例思维导图任务评价表

评价内容		评价等级		
		A（满意）	B（合格）	C（不满意）
学习绘画疗法的操作案例思维导图	关键词数量5个及以上，并含有作用、分析技巧、生命年轮等			
	核心主题"绘画疗法"与关键词层级分明			
	内容充实、表述清晰，能体现本节课主要学习成果： 1. 绘画疗法的作用 2. 分析绘画疗法的技巧 3. 绘画疗法操作案例			
	布局、结构合理			
	文字、色彩、线条搭配得当			
	口头表述清晰、逻辑鲜明			
	思维导图设计或口头表达有创新点			
自我总结				

延展阅读

针对55～70岁的失独老年人绘画疗法研究

Themes（1997）、Cameron（1996）和 Gallagher（1993）等在老年人临终关怀方面的研究显示，老年人多数无法处理由于老龄所带来的疾病和即将死亡带来的无力感和绝望心理，在实施绘画疗法的心理干预之后，他们能够平静地接受死亡即将到来的事实，正确处理负面情感。Larew（1997）运用团体绘画疗法的方式改善老年人社交技巧、提高其自尊水平。研究结果显示，通过18次团体干预，艺术图案和材料有助于提高老年人的自尊水平、改善其社会交往能力和认知能力，刺激了老年人的社会化过程。

在养老机构中筛选出符合入组条件的失独老年人共14名，随机分成两组，每组7名；另随机选取7名非失独普通老年人，3组成员在性别、年龄、教育程度等方面无显著差异。要求研究对象符合以下入组标准和排除标准。

入组标准：年龄在55～70岁的老年人；经过简易智力状态检查量表测试；签署书面知情同意书，自愿参加本次团体辅导并能完成整个辅导过程；能够独立或在协助下完成与活动有关事件。

排除标准：有严重躯体疾病者；存在认知功能障碍者；有精神分裂症或严重器质性精神疾病者；存在听觉或视觉严重障碍者。

辅导人员：心理学硕士1名（参与艺术疗法相关培训，且长期跟随艺术疗法的专业导师进行艺术疗法的理论和实践学习并定期接受导师的实践指导），助手3名（心理学硕士，具有艺术疗法理论基础和经验；社会工作专业硕士；社区工作人员）。

小组作画：将团体分为两个小组，每组 3～4 人。将自己对于幸福的感受和心情通过绘画的方式表达，小组共同作画，完成一幅幸福之作。

在整个绘画过程中，小组成员积极配合，两个小组都是由男性成员开始画第一笔，然后成员按照意愿继续接着画下去。在规定的半小时内，两组成员都画完小组作品，并取名。

一组成员取名"闲云野鹤"，主题是平静而悠闲的田园生活，画中没有人物，有一间房子，有山和树，还有两只鸟。本来很寂静和略显凄凉的画中，有一位小组成员在山间和房子旁边点缀了很多花花草草，给画面增添了一些生机和活力，画风变成优哉游哉的田园生活了。

一组成员取名"幸福里"，画的主要内容是一个大院子，院子旁边有树，院子里面是一户人家，一共有 3 个人，成员解释说是象征着他们小组中的 3 个成员。

带领者：您能说一下院子里有谁吗？

成员 1：我们 3 个人都在院子里，坐在大树下面乘凉呢。

带领者：这是夏天？

成员 2：是啊，夏天多好啊，大家都出来乘乘凉、吹吹风、打打麻将、下下棋的。

带领者：打麻将需要 4 个人呢，你们 3 个还想谁来加入打麻将呀？

成员 3：你们都行的，都来凑把手嘛。我们几个老年人打麻将也没什么意思。

成员 1：是的啊，你们肯定嫌我们打牌慢呢。

助手：不会的呢，有时间我们不是经常陪你们打麻将吗？

带领者：画里还有什么呢？

成员 3：还有条狗，你看我们几个老年人，没事遛遛狗也挺好的。

接下来向小组画中注入幸福元素，如太阳、河流、树。树象征着坚韧不拔的自己，无论如何要顽强生长；河流象征着积极情感，希望大家能够积极面对生活，拥抱生活，涌向未来；太阳象征着源源不断的支持力量，希望大家能够认识到身边的人像太阳一样温暖着大家。

在这个活动中，大家展开了讨论，太阳、河流和树分别画在哪里？用什么颜色？通过对话整体来分析，在对话的时候能够感受到他们心里的失落和难过，如老年人打麻将没什么意思……但是可以肯定的是团体成员已经能够接受孩子不在的事实，并逐渐在适应这种没有孩子存在的生活，在身边寻找有限的支持资源，如打麻将、遛狗……

小组画可以加强小组成员之间的联系，体验通力合作带来的幸福感，并可以将这种幸福感延续到活动外和以后的生活中去。而且，绘画的主题是对幸福的向往的展现，通过绘画，将所感受到的认知层面的信息从左脑传达到右脑，加深理解和记忆，可以通过左右脑的合作，将幸福感内化。注入的幸福三元素都是老年人日常生活中接触到的景物，可以在加深对幸福感理解的同时，在平时遇到这些景物时联想到积极情绪。小组成员说在以后的生活中，看到树也会想到几个人一起画过的画。团体成员能够合作完成绘画作品，也表现出成员之间相互接纳，能够形成良好的人际关系，愿意敞开心扉与他人交往与合作，这在一定程度上有利于社会为失独老年人提供帮助，感受到社会的支持力量，也能够帮助失独老年人提升主观幸福感水平。

（资料来源：江艾迪，2017. 提升失独老人主观幸福感的综合艺术疗法实践[D]. 南京：东南大学. 节选，有改动。）

任务四 了解色彩疗法

任务目标

『知识目标』

1. 了解色彩疗法的概念和起源。
2. 熟悉色彩疗法的临床研究应用。
3. 掌握色彩疗法的个性化治疗原则。

『技能目标』

能够掌握色彩疗法的运用方法。

『职业素养目标』

实施色彩疗法操作时应具备耐心和信心。

任务描述

以小组为单位，在学习相关理论后形成小组观点，绘制了解色彩疗法思维导图，并根据思维导图完成学习成果口头汇报。

相关知识

一、色彩疗法的概念

色彩疗法是把不同的光谱色调重新引入人体组织，以促进健康、平衡和整体幸福。通过围绕人体能量的微妙磁场（即气场）吸收色彩振动。这些振动也通过眼睛和皮肤，以及与内分泌系统相关的能量中心（即脉轮）被吸收。色彩疗法对人体系统的作用，在于将身体、心灵和情感联系起来[1]。

1987年，生活色彩采用"色彩咨询"这个短语来描述实施色彩反应解读的过程，以及为解读过程中出现的主要问题提供深入的咨询。色彩咨询着重于这些区域的同时，也会考虑患者的整体状态。色彩咨询顾问通过综合咨询技巧、色彩心理学及认知，使病人注意到生活中尚未解决的领域和问题，以此来支持和鼓励他们[2]。

二、色彩疗法的起源

色彩疗法可能源自印度草药学，这种古老的医学形式已在印度流传了几千年之久，其历史还可追溯到中国和古埃及文化。19世纪，欧洲天花暴发时，病人的病房被悬以红布帷幔，那时人们相信这样可以驱除疾病。

---

[1] 孙孝华，多萝西·孙，2017. 色彩心理学[M]. 白路，译. 上海：上海三联书店.

[2] 同[1]。

人体的健康或许不仅取决于身体的物质需求，还和我们的情感需要有关。在印度，一群通晓古老草药学的治疗师把色彩与人体 7 种主要的脉轮相关联。按照他们的体系，这些沿脊髓分布的脉轮是我们身体内的灵神中心。

三、色彩疗法的临床研究应用

色彩疗法是近年来一种重放异彩的古代疗法。了解各种颜色的生理作用，正确使用颜色，可以消除疲劳、抑制烦躁、控制情绪、调整和改善人的肌体功能。据研究，一些疾病在很大程度上是由于人体内色谱失衡或缺少某种颜色造成的。在我们体内有 7 种腺体中心，分布在脊柱的不同部位。每种颜色都能产生一种电磁波长，这些波长由视神经传递给大脑，促使腺体分泌激素，从而影响人的心理与机体，达到医疗作用。每一种颜色有其独特的作用，令人产生不同的情感。在装饰、化妆、服装和广告方面合理使用色彩可以取得宜人的效果。除了医疗作用外，颜色还有一定的象征意义和社会属性，对人类生活有着举足轻重的影响。

美国心理学家策勒在一所医院里，对门窗、墙壁、家具、床单、灯光等用不同的颜色，分别用于不同的治疗目的。他根据多年的医疗实践表明，颜色对于病人具有刺激、镇静、治疗 3 种作用。例如，红色和黄色可能引起病人的希望、欲望、兴奋和活动。但红色不宜过多，否则易使人神志紊乱。

科学家经过进一步的研究证明：医院墙壁刷淡绿色、浅黄色，可使病人情绪镇静、安适，有助于恢复健康；蓝色对感冒有良好的辅助治疗和预防作用；紫色环境可使孕妇得到安慰等。

四、色彩疗法的个性化治疗原则

色彩带给人的视觉心理功能受到思维者的年龄、阅历、性格、修养、环境等因素的影响，面对同一色彩，所表现出来的心理和身体的感受也会有所差异。

治疗师需要根据每种颜色在身体层面、情绪层面、心理层面、人格层面的作用，利用颜色让老年人的能量中心达到平衡状态这一原则，制订个性化的治疗方案。例如，利用不同波长的光作用于老年人的视觉器官产生色感的同时，引起老年人正能量的情感心理活动；利用色彩的轻重感、冷暖感、强弱感，刺激老年人的不同感官，引发老年人的美好回忆。

五、色彩疗法的运用方法

在日常生活中，正确选择服装的颜色、科学安排居室的色调，合理搭配不同颜色的食物，不仅能带来视觉享受，还能促进身心健康。

1）蓝色：改善睡眠。如果压力过大，经常失眠，不妨把被单、窗帘等改成蓝色系的，房间内以蓝色基调为准（但不宜过深），然后搭配一些绿色植物，墙上点缀一些黄色调的风景，对于促进睡眠大有好处。

2）紫色：驱除烦躁。紫色跟蓝色一样，能够镇静精神，对于具有神经质或容易烦躁的人很有效果。

3）白色：平静情绪。白色不仅可以平静人的情绪，安抚人的心灵，还有舒缓疼痛的作用。但纯白色略显拘谨，所以家具如果采用纯白色，还应增添一些色彩。

4）绿色：缓解紧张。春天到郊外踏青，可以促进体内毒素的排出，增强新陈代谢。多置身在有绿色植物的环境中，对缓解紧张、消除疲劳非常有帮助。

5）橙色：赶走抑郁。如果你感觉情绪比较郁闷，不妨穿上橙色的衣服，会感到充满生气。另外，橙色还会促进生长激素的分泌。多吃橙色食物，如柑橘、胡萝卜等，能刺激食欲，振作精神。

6）黄色：提高自信。黄色可以激发能量，对集中精力和提高学习兴趣有帮助，还可以提高自信心。黄色尤其适合作为早餐和盒饭的颜色，如土豆、玉米、香蕉、蛋黄等。

7）红色：振奋精神。红色是最具有生命力的颜色，有助于改善人的精神状态，使人不再懒惰和精神不振等。但要特别提示：血压高的人，应尽可能减少待在红色环境中的时间；服装尽量不要选择红色，否则血压会上升，蓝色服装较适宜。

案　例

　　楼道的墙是粉色的，扶手是绿色的。康复室内墙壁是橙色的，地脚线用的是黑白相间的色块，窗帘也是格子的。走进北京老年医院，感觉像进入了幼儿园，连灯的开关垫都是卡通形象。医院的院长说，这样不仅是为了美观，还是为了治病。

　　医务人员说："我们不仅要用技术、药物和仪器治病，还要使病房内的每一寸空间，都成为治疗病人的有效因子。"研究表明，色彩有特殊的医疗作用。例如，在绿色的环境中，心跳每分钟可减少4~8次；在蓝色环境中，可以消除紧张的心理状态；在粉红色的环境中，可以使人息怒。美丽的色彩能促进人体分泌一些有益于健康的激素、酶等物质，起着调节血液流量和兴奋神经细胞的作用。

　　在病情不同的脑卒中患者的病房内，记者看到，Ⅰ期病人病情重，需要安静，他们住的病房内的墙壁是柔和的白色中加了一点点咖啡色；Ⅱ期病人病房里墙壁分别是蓝绿色和橙色。随着病情的转轻，其病房内的颜色在加重，在康复大厅，墙上则是不规则的大块红色和黄色的装饰。这些大胆夸张的色彩搭配，就是为了增加对患者的感官色彩刺激。处在另一栋楼内的阿尔茨海默病患者的病房，就是正常的白色，这类患者需要安静。

　　医院内一些环境颜色的改变，如今在国际上已成为一种潮流。即使是医生的"白大褂"也在式样上向亲切、随和的方向靠拢，像妇科和儿科还出现了"粉大褂"和"花大褂"等。

（资料来源：张雪梅，2004. "颜色疗法"初现京城[EB/OL].
http://news.sohu.com/2004/07/07/57/news220895794.shtml. 节选，有改动。）

任务实施

1. 请根据任务描述中的要求，按以下步骤完成了解色彩疗法思维导图。
1）按照4~6人为一组进行分组，小组讨论，确定至少3个了解色彩疗法的关键词。
2）根据本任务中提供的信息找出支撑内容与数据。
3）设计思维导图分级结构及样式。
4）完成了解色彩疗法思维导图的绘制。

2. 在下面的空白处绘制了解色彩疗法思维导图,并进行具体内容的介绍。

任务评价

教师根据每个小组的任务完成情况,参照评价项目及各项完成情况由高至低分别在表4-4的A、B、C选项下面打"√"。

表4-4 了解色彩疗法思维导图任务评价表

评价内容		评价等级		
		A（满意）	B（合格）	C（不满意）
了解色彩疗法思维导图	关键词数量3个及以上,并含有概念、起源、临床研究应用、个性化治疗原则、运用方法等			
	核心主题"色彩疗法"与关键词层级分明			
	内容充实、表述清晰,能体现本节课主要学习成果: 1. 色彩疗法的概念 2. 色彩疗法的起源 3. 色彩疗法的临床研究应用 4. 色彩疗法的个性化治疗原则 5. 色彩疗法的运用方法			
	布局、结构合理			
	文字、色彩、线条搭配得当			
	口头表述清晰、逻辑鲜明			
	思维导图设计或口头表达有创新点			
自我总结				

延展阅读

色彩确实可以治病

1. 研究案例

1982年,位于美国加利福尼亚州的圣迭戈州立大学护理学院的一项研究显示,暴露在蓝色灯光下可以大大减轻罹患风湿性关节炎妇女的痛苦。美国佛罗里达州健康和和谐中心的色彩治疗师埃琳娜·德·迪奥尼修说,色彩疗法还经常用于治疗诵读困难、阿尔茨海默病及注意力缺陷。迪奥尼修女士认为,未来的药物将是颜色、声音和光线的结合。

有科学家曾做过一个实验,利用有色眼镜对病人进行治疗,结果表明,有三分之一患有神经症的人的症状得到了缓解。他们还用紫色光线来照射煤炭工人，以预防硅肺病。20 世纪 70 年代，美国专家曾对约 3 万名患有黄疸的早产儿，用蓝光浴代替输血，作为标准的治疗方法，收到了显著的效果。我国创造出了一种"光针疗法"，将一束红色的激光，通过一根可以随意弯曲的光导纤维照射病人的穴位，经过上千例的临床试验，证明这种"红光"对皮肤病、失眠、高血压、支气管哮喘等疾病均有良好的疗效。

色彩疗法的实践还证明，在阳光的七色光谱中，蓝色对治疗失眠、高血压有帮助；绿色有助于缓解神经紧张；黄色有助于治疗便秘，提高自信心；橙色对治疗抑郁症和哮喘有效；紫色有助于减轻偏头痛；青色则有助于治疗关节疾病和静脉曲张；红色被认为有助于改善怠惰乏力和性欲不振。

2. 英国的色彩治疗师

在英国，色彩治疗师必须到国际色彩协会或类似机构学习解剖学、生理学及心理咨询技巧，得到认证后才能执业。

在色彩治疗过程中，治疗师首先会对治疗对象的健康史及其生活方式做一个详尽的了解，然后给治疗对象展示各种颜色的丝巾，让治疗对象选择自己最喜欢的 4 种颜色的丝巾。治疗师根据这些色彩选择展开治疗，通过 7 个轮穴的分布将彩色灯光打到治疗对象身体的不同部位。

3. 美国的感官协调放松法

感官协调放松法是用一部机器将色彩、灯光和音乐疗法集于一身，让使用者减轻压力，获得身心放松的一种疗法。

（资料来源：王晓易，2006. 医学证明色彩确实可以治病 吃的颜色也非常重要[EB/OL]. http://c.360webcache.com/c?m=2605bbcd97c22d8ed359847dd700023b&q=%E8%89%B2%E5%BD%A9%E7%A1%AE%E5%AE%9E%E5%8F%AF%E4%BB%A5%E6%B2%BB%E7%97%85&u=http%3A%2F%2Ftech.163.com%2F06%2F0916%2F14%2F2R5ARMGF00091537.html. 有改动。）

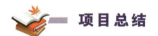 **项目总结**

本项目介绍了绘画疗法的概念、基本过程及绘画疗法操作案例。

绘画既是一个过程，也是一种技术，它就像一面镜子一样，折射出绘画者的内心世界。绘画这种非语言工具可以使老年人进入清晰、有趣的状态，将其从不快乐的消极情绪中拉出来、释放内心，使其在绘画的过程中获得满足，达到自我疗愈的目的。

项目五

其他辅助疗法

项目介绍

　　本项目着重介绍 5 种老年人辅助疗法，通过学习本项目，我们可以了解除了上述 4 个项目的疗法外，其他在实践中行之有效的较为常用的疗法，为今后更好地运用多种疗法帮助老年人实现健康老年生活打下基础。

任务一　了解影像发声法

任务目标

『知识目标』

1. 了解影像发声法的概念。
2. 熟悉影像发声法的目的。
3. 掌握影像发声法的理论基础。

『技能目标』

能够理解影像发声法的操作步骤。

『职业素养目标』

实施影像发声法操作时应具备耐心与细心。

任务描述

以小组为单位，在学习相关理论后形成小组观点，绘制了解影像发声法思维导图，并根据思维导图完成学习成果口头汇报。

相关知识

一、影像发声法的概念和特点

影像发声法是指组织项目参与者拍摄照片或视频，并对照片、视频及访谈数据资料通过小组会议讨论和归纳问题与对策，从而激发个人和社区的改变。这种方法是一种赋权方式，能激发公众的社会参与。影像发声法还被称为参与式影像（participatory video）、社区影像（community video）。

影像发声法是一种质性研究方法。它基于促进健康的原则和批判意识教育、女权主义理论及纪实摄影的理论，让参与者运用手中的手机或照相机，真实记录和呈现他们的日常生活，并在分享和讨论中让这些平常很难听到其声音的人们用视觉想象力来告诉大家他们的生活故事、独特经历和知识，以此推动有关个人和社区议题的讨论，并使参与者成为社区改变的倡导者。

影像发声法可作为一种增能的介入实践，使参加者在参与和行动中提升能力，达到一定程度"改变现实"的目标。在老年人的服务中采用影像发声法的核心内容是鼓励参与者运用手中的手机或照相机，真实记录和呈现他们的日常生活；通过与社区中特定利益相关者的分享与讨论，照料者们讲述他们的生活故事与独特经历，组员和社工展现对生命昔、今、后"三维一刻"的界说，让平常很难听到其声音的社区成员和工作人员了解他们的生命脉络和当下的结构性需求，由此推动有关个人和社区议题的讨论与变革。

案 例

　　在福利院生活的老年人，会因为晚年不同角色的转变或面对健康问题而出现抑郁情绪。

　　为了改变老年人认为自己"一无是处"的负面想法，某社会福利院开展的生命回顾活动，全程由志愿者进行拍摄，选取 5 位出现抑郁情绪的老年人，着重录制其特长、优点、爱好、童年、恋爱婚姻、工作经历、光荣历史、福利院的美好生活等内容。录制完成后，将其制作成个人专辑的视频，与福利院的老年人、工作人员一同观看并讨论，让福利院的老年人有机会重整人生、重拾自信；在分享故事的过程中，让参与的老年人"一起经历生命中的精彩"，活出积极的人生。

二、影像发声法的理论基础

1. 赋权理论

　　赋权理论是指个人或团体获得权利、资源和掌握自己生活的过程，包括自我交通感的提高、知识与批判意识的提升，以及帮助实现个人目标的资源和策略的发展 3 个元素。

　　赋权具有 3 个相互关联的维度：①更具积极意义和潜能的自我感的发展；②建构知识和能力以更批判性地理解个人环境的社会和政治现实之网；③形成资源和策略以实现个人和集体的目标。

　　赋权的 3 个层次为：①个人层次，个人感觉到自己有能力去影响或解决问题；②人际层次，个人与他人合作获得问题解决的经验；③政治层次，能够促成政策或政治层面的改变。

　　在针对老年人的服务过程中，工作人员要以赋权为导向，必须充分认识他们的存在，而非只是看到加注在老年人身上的负面标签，必须相信老年人有自己改变自己的能力，他们有能力去增加他们的优势并由此而为社会的整体利益做出贡献。在进行问题介入时，要帮助老年人明确其所处的环境，发现他们想要的东西，使老年人认识自己的潜能，从而自己学会运用资源，真正掌握权利，掌握自己的生活。

2. 优势视角理论

　　优势视角是一种关注人的内在力量和优势资源的视角。优势视角理论相信人们天生具有一种能力，即通过利用他们自身的自然资源来改变自身的能力。优势视角理论认为，大部分事情在某种特定条件下都可以视为一种优势，包括体验、个人品德、天赋、感悟、故事、灵性、意义和社区资源，表现在以下几个方面：①人们在困境和压迫中抗争时，通过反复尝试，获得的经验；②人们拥有的个人品质、特征和美德也是优势；③即便是那些表面看起来很平常的人都有可能隐藏着天赋，只不过需要我们去发现或者需要展示的平台。

　　优势视角理论的重要实践原则包括以下几个：①个人、团体、家庭和社区都有优势；②创伤、虐待、疾病和抗争具有伤害性，但它们可能是挑战和机遇，因为个人和社区都有反弹和重整的可能；③与案主合作才能更好地服务于案主；④所有的环境都充满资源。优势实践的核心是探索并利用优势，因此发现或辨识案主的优势是以优势为本的干预技巧的目标所在。

三、影像发声法的目的

影像发声法的目的如下。

1）让人们能够记录和反映他们社区的优点和关注点。

2）通过影响政策制定者，使政策制定者与社会大众对于社区议题有更加形象和深刻的了解。

3）通过或大或小的团体对照片或视频进行讨论，促进对一些重要议题的批判性对话和认识。

案 例

"爱拍爱社区"项目是2009年上海社区公益创投大赛的优胜项目，其中视频《夕阳红》主要展示了社区老年人在社区老年服务中一天的生活状态，探讨人口老龄化程度日益加深环境下的城市养老政策体系，倡导社区居民对老年人这一社区特殊群体的关注。

四、影像发声法的操作步骤

结合多名学者的研究，我们将影像发声法的操作步骤分为6个阶段：确定目标与主题、招募参与者、拍摄前的准备、照相与讨论、结果分析、项目评估及改良。

（1）确定目标与主题

影像发声法实施前需要确定研究的目标与主题。工作人员确定研究的主题，让参与者在该主题的指导下发现有关问题及可能的解决方法。在选择主题时，应选择对行动者有吸引力的、可供行动者发挥的主题。

（2）招募参与者

根据目标与主题的不同，需要选择不同的参与者，因为影像发声法是用手机或照相机拍摄照片或视频并讨论照片或视频，所以对参与者的年龄、教育水平、表达能力等没有太多要求。

（3）拍摄前的准备

招募参与者后需要向其解释项目目标、自己所担任的角色、持续多长时间、需要做什么等信息。在确认参与者已了解该项目并且愿意继续参加后，向其发放手机或照相机并教导其如何使用。此外，需要告知参与者拍摄照片或视频的主题并注意拍摄过程中保护他人的隐私，也需要与相关人员确定开展讨论活动的时间与地点，以方便参与者参加讨论活动。

（4）照相与讨论

照相与讨论是影像发声法的核心环节，影像是促进讨论的工具与媒介，讨论是对影像做出的回应。

首先让参与者选择一张最喜欢的照片或视频为其命名，小组成员说出对照片或视频的看法，讨论围绕你在照片或视频中看到了什么？照片或视频中实际发生了什么？对此我们能做些什么来进行规避？这张照片或这段视频对你有什么意义？这张照片或这段视频如何代表了主题？是什么造成了照片或视频中的情况无法实施？收集到新的内容，则为信息饱和，应停止此次讨论。

（5）结果分析

将每次讨论活动的录音整理成文本资料，根据参与者拍摄的照片、视频及文本资料，分析参与者的改变。另外，可以通过展示典型照片、视频及文本资料的方式来表明影像发声法解决了某问题或改变了某现象，也可以用定性分析法来分析资料。

（6）项目评估及改良

对项目进行评估，并对存在的不足之处进行改良。

五、影像发声法的功能

1. 社区参与：参与式影像的现实意义

在实施过程中，体现了参与主体的多元性、趣味性和多层次性。

2. 赋权：参与式影像的内在价值

在实施过程中，提升了参与者的自我效能，提高了参与者的自尊和自信，并进行了社区意识的培育。

3. 倡导：参与式影像的行动指向

在实施过程中，让参与者进行自我倡导和自我表达，使社区需求得以呈现。

 案　例

集体记忆的影像呈现——社区微电影

A机构在P街道实施的一个以W社区老年人为主要参与者的参与式影像项目，项目以一年为一个周期，在社区招募有丰富社区生活经验、亲历社区发展的故事讲述者，通过社区居民的共同参与，创作反映P街道特有的人文历史和记忆的社区微电影。在A机构专业团队的支持下，社区空巢老年人共同参与创作微电影剧本，并与其他社区居民一起本色演出，参与微电影的拍摄活动。项目期望社区居民在参与微电影创作和拍摄的过程中，重新寻找社区的历史，对当下的社区建设有所思、有所悟，使不同年龄层的居民在创作中互相了解，传承社区文化，提升居民社区意识。

在项目实施过程中关注社区居民个人的自我表达。通过社区演播室组织社区老年人分享人生故事，通过社区老年人对"我的社区，我的故事"不同形式的演绎，加深对社区的感情，汇总社区人文记忆，传承社区历史文脉，促进社区不同年龄层与老年人之间的理解与关爱，守望相助。在每次录制活动结束后，项目团队会整理老年人讲述的个人故事，将他们自身的历史际遇与社区历史结合起来，整合出社区民间生活图，社区故事的讲述者将得到一张制作好的影片光盘作为纪念。

项目主要是选取社区居民，尤其是社区老年人，借助影像工具加强了群体间的相互沟通，让他们通过参与影像制作过程，得以创造性地表达自我，提升个人的自尊感，那些过去在社会体验中形成的自卑的"无权感"就随着参与的深入而逐渐消失了。在这个过程中，影像作为一种社会镜像实现了自我反映的功能，作为镜头前的故事讲述者，社区老年人在观看自我影像节目时，仿佛通过另一面镜子来看到他们自己，进而了解自己是怎样被他人所认识的。其他社区居民通过观看这样的影像节目，也在一定程度上受到正面的影响，相似的人生经历引发共鸣，产生一种群体效应，节目的主角——社区老年人，在群体中得到一种社会认同感，自尊和自信也因此得到提高。

六、影像发声法的优点

1. 参与门槛低、参与空间大、参与主体更平等

参与式影像的创作往往是社区居民在经过手机、照相机、摄像机、剪辑软件的简单操作培训后开始的，由于没有商业意识形态上的考量，没有影视创作规则或职业标准等条条框框的束缚，作品往往具有实验电影个性化的探索色彩，创作上无拘无束。

2. 转换看待问题的视角

影像发声法假定"参与者自己最了解自己"，在解决问题的过程中参与者应该主动发现问题、解释其原因并寻求解决方法。

3. 提高参与者的积极性

影像发声法将项目"授权于"参与者，让其通过自身的力量推动项目的进展。这种从"被动"到"主动"的转变可以提高参与者的积极性，发挥其主体作用。

4. 以视觉图像为工具

影像发声法相较其他方法的独特之处在于用视觉图像作为工具与媒介。视觉图像生动、直接、真实的特点可以给参与者带来较大的视觉冲击。视觉图像作为真实生活的反映，可以作为讨论活动中的讨论点，帮助参与者在讨论中捕捉问题的细微之处，同时也可作为研究者分析研究结果的可靠资料。

5. 便于弱势群体发声

影像发声法以视觉图像为工具，用照片或视频代替文字。参与者可以通过拍摄的照片来表达其观点，并通过与其他参与者讨论照片或视频而激发个人或社区的改变。参与者可以在工作、生活、休闲等方面的任何一个合适场所拍摄照片或视频，这有利于反映其真实生活，提高研究的灵活性。

总之，影像发声法以视觉图像为工具，使研究者能转换看待问题的视角，从参与者的角度发现问题，使弱势群体发出自己的声音，提高参与者的积极性。

七、影像发声法的缺点

1. 缺乏客观评估的方法

影像发声法的研究根据参与者拍摄的照片或视频展开讨论来发现问题并找寻解决问题的方法，但是参与者拍摄的照片或视频各有差异，它们是否能反映整个群体的问题与需求还有待考察。另外，在参与者讨论的过程中，讨论了什么、没讨论什么、如何讨论等都是经过参与者个人加工的，也许他们忽略了某些重要信息而他人却不知。除此之外，研究者只能从定性的角度分析结果，缺乏客观衡量结果的定量方法。

2. 伦理问题

影像发声法需要参与者拍摄相关问题的照片或视频，照片或视频中有事物、人物，这就涉及研究的伦理问题。每个人都有自己的隐私，拍摄照片或视频时是否侵犯了他人的隐私是需要参与者澄清的问题。因此，在使用照片或视频时是否得到拍摄者及照片中被拍摄者的同意，也是需要反复确认的问题。

任务实施

1. 请根据任务描述中的要求，按以下步骤完成了解影像发声法思维导图。

1）按照 4～6 人为一组进行分组，小组讨论，确定至少 3 个了解影像发声法的关键词。

2）根据本任务中提供的信息找出支撑内容与数据。

3）设计思维导图分级结构及样式。

4）完成了解影像发声法思维导图的绘制。

2. 在下面的空白处绘制了解影像发声法思维导图，并进行具体内容的介绍。

任务评价

教师根据每个小组的任务完成情况，参照评价项目及各项完成情况由高至低分别在表 5-1 的 A、B、C 选项下面打"√"。

表 5-1　了解影像发声法思维导图任务评价表

评价内容		评价等级		
		A（满意）	B（合格）	C（不满意）
了解影像发声法思维导图	关键词数量 3 个及以上，并含有概念、特点、理论基础、目的、操作步骤、功能、优缺点等			
	核心主题"影像发声法"与关键词层级分明			
	内容充实、表述清晰，能体现本节课主要学习成果： 1. 影像发声法的概念和特点 2. 影像发声法的理论基础 3. 影像发声法的目的 4. 影像发声法的操作步骤 5. 影像发声法的功能 6. 影像发声法的优缺点			
	布局、结构合理			
	文字、色彩、线条搭配得当			
	口头表述清晰、逻辑鲜明			
	思维导图设计或口头表达有创新点			
自我总结				

📖 **延展阅读**

老养残家庭的影像发声

研究者希望通过影像发声平台介入成年精神障碍人士家庭照料者的支持项目，主要达成如下干预目标。

1）依托照片，由照料者交流分享在养护孩子方面的经验，社工引导和协助照料者澄清子女安置议题中担忧的具体内容，对需求进行分类与优先次序的排列；肯定照料者的价值与付出，促进同辈间的支持。

2）通过照片展示，由照料者讲述照片背后的故事，进而在分享者、组员及其他主体间进行昔、今、后"三维一刻"的交错中对话，呼吁更多主体关注精神障碍家庭子女的安置，积极倡导有利于改善其状况的政策。

3）搭建起针对精神障碍照料者的社会支持平台，能够在后期持续提供社会层面的支持，由此完善精神障碍照料者的支持网络。

在影像发声活动正式开展之前，笔者通过一系列前期准备工作来保障活动的顺利进行，如表 5-2 所示。

表 5-2　影像发声法介入成年精神障碍人士家庭照料者支持项目的前期准备

事项	具体工作
接洽项目相关方	与××区残疾人联合会、××区精神残疾人及亲友协会、××助残社工师事务所等有关部门进行接洽
确定议题、目标	① 确定影像发声议题为"子女养护经验与未来安置困扰" ② 围绕议题，将成年精神障碍人士照料者的需求进行分类与排序 ③ 设定运用影像发声法进行干预的具体目标 ④ 选择和招募政府政策制定者、专家学者、社会组织、社区领袖等多方人员作为影像发声的目标观众
统一培训	① 拍照方法、社区故事分享、后期图片处理 ② 影像发声法、政策倡导、社区支持网络、沟通技巧等相关知识

在项目的实施过程中，团队根据项目的实际运作进行了策略性调整。首先，照片最初设定由摄影爱好志愿者参与，拟通过他们的感知和视角来呈现照料者的日常生活，以此达到社群之间的互动和对话，深化对问题的解构与建构。然而，由于"精神障碍污名化"的严重性，老养残家庭并不希望外人过度走入或曝光他们的家庭。本着"案主自决"的原则，经协商，照片最后由老养残家庭自身或互助组内照料者之间相互拍摄。其次，原定在社区内进行影像发声的宣讲活动也因同一个原因而被取消，社工与服务使用者们协商后最终确定在互助组内进行照片发声与讨论。但是，发声与倡导的环节进行了适当性的调整，具体分两个环节进行：①互助组内若干个亚小组的照片分享与讨论；②本项目中的所有服务使用者、社工、其他实务工作者、政策制定者和研究者共同进行最终的照片分享与政策倡导。

影像发声法介入成年精神障碍人士家庭照料者支持项目的开展流程，如表 5-3 所示。

表 5-3　影像发声法介入成年精神障碍人士家庭照料者支持项目的开展流程

阶段	目标	内容
"影像发声"总动员	招募发声参与者，获取参与者信任与同意，建立良好合作关系，希望通过发声活动增加照料者的自省与自信，促进照料者能力提升	① 通过现场招募、电话邀约、精神残疾人及亲友协会工作者提供候选人的形式，共招募到 20 位发声参与者（即项目最初招募） ② 如实告知项目目的、资料处理方式等，获取参与者知情同意
纪实摄影进行时	记录、了解照料者养护孩子的日常生活，理解其困扰与需求，为小组分享与讨论奠定基础	① 围绕"子女养护经验与未来安置困扰"主题进行摄影 ② 由每位照料者自主决定具体摄制内容 ③ 组织照料者进行拍照，工作人员做好协助拍摄工作 ④ 拍摄期间照料者与项目组成员及时进行反馈与沟通，对于过程中出现的问题，项目组成员给予讲解、指导与支持
"照片的里里外外"小组讨论	照料者交流分享在养护孩子方面的经验与关心，促进同辈间的支持，澄清照料者子女未来安置议题中的担忧	① 引导照料者讲述照片背后的故事，开展反思性对话 ② 记录小组讨论内容，并根据照片呈现的主题与内容进行分类分析与处理 ③ 筛选具有代表性的发声照片，形成《影像发声照片集》，制作 PPT 与宣传短片，呈现照料者的真实生活与诉求
"影像发声"座谈会	搭建针对精神障碍照料者的发声平台，科学展现服务对象的需求，完善精神障碍照料者的支持网络，倡导精神障碍家庭子女的安置政策	① 照料者通过现场分享照片背后的故事与诵读呼吁的形式，使与会人员了解精神障碍照料者的日常生活，倾听其诉求与心声 ② 通过发声座谈会促进精神障碍照料者这一群体与社会多方（包括政府政策制定者、专家学者、社会组织等）的互动，照料者的部分需求得到了回应，连接了相关社会资源，为后续行动计划打下基础

　　可以发现，影像发声法通过照料者自行拍摄记录他们所感知的日常生活，以或大或小的团体形式，对照片背后的生活故事与独特经历进行分享与讨论取得了效果。首先，照料者与其他精神障碍人士家庭的对话使他们生成了新的觉察与自省，促成了服务使用者增能的第一步。其次，表达的过程激发了服务使用者的潜能，这不仅让照料者发出自己的声音，更使之成为社区改变的倡导者，即在付诸行动中激发个人与环境的改变。最后，这个过程也影响和加深了政策制定者和服务提供者对相关议题的反思性理解，深化了有关精神障碍人士未来安置规划及精神障碍人士家庭等议题的深度对话。家庭照料者影像发声需求评估所得结果，如表 5-4 所示。

表 5-4　家庭照料者影像发声需求评估所得结果

组别	需求内容
第一组	① 成立针对精神障碍人士的专门养护机构 ② 提升重残无业补贴，使精神障碍人士可以有基本退休工资和生活保障 ③ 改善个体的居住环境
第二组	① 成立一个全日制的照料机构，在精神障碍子女 40 岁后可以享受全日制的照料，满足其衣、食、住、行等多方面需求，可以正常生活 ② 吃药、配药、照料问题均需有保障
第三组	① 建立全日制养护机构 ② 对精神障碍人士监护者的关怀 ③ 阳光心园的老师要有爱心与技巧 ④ 精神卫生中心设立全科，医生应主动关心精神障碍人士的配药等情况 ⑤ 精神障碍人士也需无障碍设施 ⑥ 促进精神障碍人士全面康复，实现就业，融入社会

通过小组内的影像发声法，可以发现，针对精神障碍人士的专门养护机构和生活照料是照料者最为关切的问题。在最后的座谈会上，20 位成年精神障碍人士照料者、社工、精神残疾人员亲友协会主席、区残疾人联合会领导和残障研究专家等一道话照片、议可能，从而使自下而上的声音被更多的政策制定者和研究者听到，并在现场的互动对话中让服务使用者了解当前政策的进展而看到希望。

任务二　了解阅读疗法

◢ 任务目标

『知识目标』

1. 了解阅读疗法的概念和发展。
2. 熟悉阅读疗法的功能。
3. 掌握阅读疗法材料选择的原则。

『技能目标』

1. 能够掌握阅读疗法的类型。
2. 能够针对不同的人选择阅读书目。

『职业素养目标』

实施阅读疗法操作时应具备耐心与细心。

◢ 任务描述

以小组为单位，在学习相关知识后形成小组观点，绘制了解阅读疗法思维导图，并根据思维导图完成学习成果口头汇报。

◢ 相关知识

一、阅读疗法的概念

阅读疗法，也称为图书治疗法，是指通过阅读图书达到治疗疾病的目的。《韦氏新国际英语词典》（第三版）对该词释义为：①用有选择的读物辅助医学和精神病学的治疗；②通过有指导的阅读，帮助个人解决问题。

阅读疗法本质上是通过心理活动来调节生理状态，达到防病治病的目的，国外学者主要通过心理学来解释阅读疗法的作用机理。

二、阅读疗法的发展

（一）国外阅读疗法的发展

阅读疗法在西方已有几百年的历史。早期的阅读疗法带有明显的宗教色彩。18～19世纪，英国、法国、德国的内科医生在处方中常开出有利于康复的书籍。许多诊所、医院都有一定数量的藏书。美国的 B. 拉什被认为是已知的第一位有意识利用书单治病的内科医生，他于 1810 年呼吁精神病院不仅要能提供医疗设备，而且要提供有益精神健康的读物，通过阅读减轻病人的压力，矫正病理性情绪状态。1848 年，J. M. 高尔特在美国精神病学年会上宣读了《论精神病患者的阅读、娱乐和消遣》的论文，提出了图书治疗的功能，分析了患者类型及相应的阅读处方，被认为是阅读治疗研究的第一篇论文。

阅读治疗的研究首先是在美国精神病学界活跃起来的。1946 年，E. B. 艾伦在《阅读治疗实践》一文中首次使用"阅读治疗学"（science of bibliotherapy）这个名词。L. 赫什在《医生怎样使用图书》一文中描述了病人对阅读的反应，认为这种反应揭示了病人的问题、情感和希望。她呼吁为了治疗病人，医生应该了解病人的读物，并和他们讨论阅读的内容。1957 年，她还在《对病人的图书服务》一文中指出，阅读治疗并不是一门科学，至少现在还不是，但它的确是一门治疗艺术，它属于职业或教育疗法。这些颇有代表性的看法反映了现代医学对阅读疗法严谨的科学态度和有保留的欢迎，也说明应该更深入地进行方法和疗效评价的研究。

1986 年，斯塔克在一份报告中说，在俄勒冈地区，90% 的心理医生使用阅读疗法。1988 年，他的一项全美调查又表明，84% 的心理医生在使用阅读疗法。1989 年，赖尔登和威尔逊分析了 1981 年以后的所有试验报告得出结论，即阅读疗法是有效的，特别表现在增强自信、改变行为和人际关系方面。尽管从医学标准上看，有的结论还缺乏说服力，但作为一种辅助疗法，它已经得到了广泛认可。

阅读疗法在欧洲各国也普遍受到重视。1965 年，英国的邓肯·莱斯撰文认为，图书有利于扭转医院的非人格化环境，减轻病人的压抑、孤独、恐惧感。另一位心理医生 S. D. 杜马拉斯瓦米在《图书馆对医院病人服务的治疗问题》中指出，书籍能给病人以活力，特别是诗歌，对精神病人而言是有力的治疗工具。这与布里斯托大学的医学家看法一致，他们认为，阅读诗歌比服药能更有效地治疗焦虑症和抑郁情绪。在瑞典等国家，阅读疗法被视为职业疗法而不属于心理疗法，主要用于对医院病人的服务。俄罗斯对阅读疗法的研究也有较长的历史。20 世纪 20 年代，尼古拉·鲁巴金的《阅读心理学》对许多欧洲国家的阅读疗法产生过影响。20 世纪 70 年代，苏联有 4000 多家医院图书馆，既为医务人员提供资料，也为病人提供服务。据报道，《钢铁是怎样炼成的》《命运》《蔑视一切死亡》这类书籍在帮助患者战胜疾病时的确能发挥很大作用。

阅读疗法在 20 世纪 50～70 年代进入一个高潮阶段。1984 年，国际图书馆协会联合会发表了《图书馆为医院病人和残疾人服务纲要》，强调了图书馆为患者和残疾人开展阅读疗法服务的重要性，标志着阅读疗法开始明确纳入世界的图书馆服务体系中。发生在发达国家的一系列学术事件表明，阅读疗法已得到广泛的承认，产生了深远的影响。

（二）国内阅读疗法的发展

在我国，虽然在民间早有"读书养生"之说，各种媒体也报道过病人通过阅读优秀作品增强信念、战胜病残的动人故事，但作为一种治疗方法，至今尚未看到有关其应用和研究的报道，甚至在各种医学词典中都未能找到这个短语。即使国内出版的精神病学专著，也仅从夏镇夷 1982 年主编的《中国医学百科全书•精神病学》中看到"阅读"属于工娱疗法的范畴。直到 1995 年，中国药科大学的凌珊等才首先将"阅读疗法"作为一种治疗情感障碍性疾病的辅助疗法简介给精神病学界。因此，我国在阅读疗法的应用和研究方面与西方存在着较大的差距。究其原因，一方面是观念认识上的差距；另一方面在于该疗法缺乏标准化的应用方法和技巧，还缺乏一批受过专业训练的操作人员。

三、阅读疗法的功能

阅读疗法的功能可分为 4 个方面：智力水平方面、社会水平方面、行为水平方面和情绪水平方面。

1）智力水平方面。阅读疗法可激发读者对自己态度与行为的反思与分析，使读者意识到处理问题的方法，获得关于人的行为的知识，拓宽自己的兴趣。

2）社会水平方面。阅读疗法能扩展人的认识范围、增强社会敏感性，能用来强化社会和文化规范、增强社会责任感，也有助于读者培养正确的人生观，更加有效地生活。

3）行为水平方面。阅读疗法可增强人的活动能力，给读者提供机会以便在想象中体验各种行为模式，考察其可能的结果，也有助于抑制不成熟的行为，促进其成长。

4）情绪水平方面。阅读疗法可使读者不必冒险就获得许多经验，使病人能有信心讲出自己的问题，使被压抑的情感和体验进入意识之中，开通情绪和冲动表达的渠道，获得领悟。它也可为读者提供机会，以了解自己的动机和他人在特定情况下的动机，找到解决类似问题的办法，并促使读者去解决自己的问题。

阅读疗法既是一种治疗技术，又可以作为其他治疗方法的一种辅助手段。阅读疗法的阅读材料必须仔细挑选，否则不仅无益，反而有害。

四、阅读疗法材料选择的原则

1. 读者个人背景

使用阅读疗法时，应注意读者个体差异，如个人不同阶段身心发展与思考能力、材料与读者个人问题的相关程度、读者个人的生活经验与兴趣。另外，也应注意读者对敏感议题的情绪反应。

2. 材料内容特性

使用阅读疗法时，应选择正面、温暖、具有激励作用、能舒缓读者情绪压力及解决其心理困扰的材料；采用较新颖与正确的信息，以及较具故事性、趣味性、说教意味低的材料为佳。此外，应注意施行过程中材料的衔接性，以期能使读者产生兴趣及认同感。同时，由于图书信息资源的价值在于是否能激发读者使其具情绪疗愈，而在文学作品中，一些敏感问题借文学形式表达，能使读者不直接正视本身的问题，而是对材料中与其个人遭遇相似的角色有所共鸣，较不易使读者在真实生活中产生焦虑或负面情绪的效应。因此，许多学者均认同文学作品是施行阅读疗法时可运用的材料。

针对参与者的前期调查结果，可分 3 个阶段开列书目并由工作人员实施。

第一阶段：明理类，选择让参与者树立信心的书籍。由工作人员讲解阅读疗法的基本原理和要求。

第二阶段：平衡类，针对参与者的心理问题，选择相关的书籍，让其了解社会上有许多人也有类似的经历，使之比较后心理趋于平衡。由工作人员选择适合书目进行导读、大声朗读，然后是小组成员有针对性地对所要求的内容进行默读、学习和思考。

第三阶段：药效类，开始真正治疗。由工作人员组织小组成员阅读书目，组织座谈、讨论、交流，必要时按书中情节表演情景剧，领悟角色内涵，引导成员达到与作品人物的情感共鸣，净化和宣泄自己的不良情绪，写出自己的心理体验过程与大家分享，并分阶段总结交流自己的改变和成长。

3. 材料类型

当今时代，信息载体丰富多元，材料的类型包括印刷媒体和非印刷媒体两种。

1）印刷媒体。例如，书籍、报纸、期刊等以文字纸张构成的阅读媒介。其中，书籍又可分为教诲性书籍、想象性书籍等。

2）非印刷媒体。利用影像、声音承载信息内容，如录音带、录像带、CD 影音光盘等音频、视频资源。由于非印刷材料具声音与影像的特性，较易被读者接受，常被运用于阅读疗法中。

五、阅读疗法的类型

（一）按照治疗目的分类

按照治疗目的，阅读疗法主要分为发展阅读疗法和临床阅读疗法。

1）发展阅读疗法。该法相当于阅读保健、阅读养生，即通过医生、图书馆员或其他非医学人员所建议的阅读材料，来改正人格缺失或协助解决个人问题。

2）临床阅读疗法。该法相当于阅读治病，即在实际的心理或生理疾病的治疗中，资格医师把图书作为精神药物，将阅读作为辅助治疗的手段，纳入治疗方案中，配合药物、手术、仪器等常规疗法对病人进行治疗。完整的阅读疗法既包括临床阅读疗法，又包括发展阅读疗法。

（二）按照治疗方式分类

按照治疗方式，阅读疗法主要分为以阅读为中心的阅读疗法和交互式阅读疗法。

1）以阅读为中心的阅读疗法。该法是读者自我管理式的，指导者只负责选择和提供文献，并不全程参与读者的阅读活动，最多只是在读者交还文献时同其进行简单晤谈，大略评测一下疗效。指导者虽然希望读者阅读自己提供的文献后能产生好的效果，但行为上并不对读者进行特别大的干预，能否达到预期的疗效，完全靠推荐文献的针对性和读者自己的领悟能力。

2）交互式阅读疗法。该法强调接触读者，对读者的阅读进行全程干预和管理，采取的方式多种多样，如发信件、打电话、定期会面、布置家庭作业、发放有提醒内容的自助手册等，让读者经常处在被监督或自我监督的状态，以保证读者对文献的阅读强度能达到指导者的要求，保证读者的领悟方向不偏离指导者设想的轨道。交互式阅读疗法需要不断接触读者，工作量很大，所以为提高效率，这种治疗方法通常是以团体方式进行的。团体治疗对治疗者的素质要求很高，无论是将对象分组，还是制订治疗计划、控制现场局面等都需要有很好的经验和技巧，不具备出色的组织能力和表达能力是很难胜任的。和以阅读为中心的阅读疗法相比，交互式阅读疗法更深入、专业。

六、阅读疗法的适应对象与实施流程

1. 适应对象

1）临床阅读疗法的适应人群，如感情困扰者、化学依赖者等。

2）发展阅读疗法的适应人群，如儿童和青少年、需要支持群体、残疾人、临终病人、图书馆读者等。

2. 实施流程

美国学者 Schichter 和 Burke 提出了一个具有普遍意义的阅读疗法流程：阅读前的准备阶段；阅读或倾听书的内容；复述书中主要内容；讨论书中角色的经历；后续治疗活动。

七、阅读书目推荐

1. 厌恶城市喧嚣者，用宁心静气之药

《陶渊明集》[晋]陶渊明、《王维诗集》[唐] 王维，每日一篇。

2. 年老体衰，阿尔茨海默病患者，宜用动脑活神之药

《许国璋英语》许国璋、《西游记》[明] 吴承恩，每日一次，每次一节（回），交叉阅读。

3. 整天闷闷不乐，用开颜发笑散

《幽默大全》《古今笑话大全》《讽刺与幽默》，早晚各一次，每次一则。

4. 精神空虚，语言苍白无味，系"文化贫血症"，宜服温补命门之剂

《史记》《汉书》《昭明文选》《古文观止》《唐诗三百首》，日读三千字。

5. 见书心就烦，风风火火，六神不安，系"浮躁症"，宜用清虚火定神之药

《齐白石书画全集》，每日两次，每次一画。

6. 精华版"泛阅读疗法书目"

《诗经》《论语》《老子》《孙子兵法》《史记》《古文观止》《唐诗三百首》《颜氏家训》《菜根谭》《三国演义》《水浒传》《西游记》《鲁迅文选》《围城》《傅雷家书》《天龙八部》《平凡的世界》《圣经》《简·爱》《钢铁是怎样炼成的》《约翰·克利斯朵夫》《自己拯救自己》等。

7. 书本草之三境界

养命之上药——药中之君：传统经典，如基督教的《圣经》、伊斯兰教的《古兰经》、儒家的四书五经等。

养性之中药——药中之臣：公认的名著，如《水浒传》《三国演义》《西游记》《红楼梦》等。

治病之下药——药中之佐使：通俗的心理调节书，如《心灵鸡汤》《诗疗馆丛书》《看书治眼疾》以及武侠小说等。

任务实施

1. 请根据任务描述中的要求，按以下步骤完成了解阅读疗法思维导图。
1）按照 4～6 人为一组进行分组，小组讨论，确定至少 5 个了解阅读疗法的关键词。
2）根据本任务中提供的信息找出支撑内容与数据。
3）设计思维导图分级结构及样式。
4）完成了解阅读疗法思维导图的绘制。
2. 在下面的空白处绘制了解阅读疗法思维导图，并进行具体内容的介绍。

任务评价

教师根据每个小组的任务完成情况，参照评价项目及各项完成情况由高至低分别在表 5-5 的 A、B、C 选项下面打"√"。

表 5-5　了解阅读疗法思维导图任务评价表

评价内容		评价等级		
		A（满意）	B（合格）	C（不满意）
了解阅读疗法思维导图	关键词数量 5 个及以上，并含有概念、发展、功能、材料选择的原则、类型、适应对象与实施流程、书目推荐等			
	核心主题"阅读疗法"与关键词层级分明			
	内容充实、表述清晰，能体现本节课主要学习成果： 1. 阅读疗法的概念 2. 阅读疗法的发展 3. 阅读疗法的功能 4. 阅读疗法材料选择的原则 5. 阅读疗法的类型 6. 阅读疗法的适应对象与实施流程 7. 阅读书目推荐			
	布局、结构合理			
	文字、色彩、线条搭配得当			
	口头表述清晰、逻辑鲜明			
	思维导图设计或口头表达有创新点			
自我总结				

📖 延展阅读

中国阅读疗法的研究

1. 相关书籍

1991 年，社会科学文献出版社出版的《文学与治疗》，为"文学人类学论丛"之一，书中的国内外文学理论家和文化人类学家的诸多观点，对阅读疗法的研究颇有助益。

2003 年，中国心理学会学校心理学专业委员会和中国教育学会学校心理辅导专业委员会联合推荐了一套我国台湾的学校心理辅导丛书，其中就有王万清的《读书治疗》，由广州世界图书出版公司出版，使该书成了中国大陆出版的第一本关于阅读疗法的专著，标志着阅读疗法研究已进入大陆心理学和教育学的视野。

2006 年，中国图书馆学会科普与阅读指导委员会成立后，认为阅读疗法是科普与阅读指导的一种创新形式，团结阅读疗法的研究者和实践者，积极促进阅读疗法的研究、应用、推广和普及，最大的动作就是在中国图书馆学会的领导下，积极配合 2006 年全国科普日的活动主题"预防疾病　科学生活"，于 9 月 16～19 日在北京市海淀展览馆隆重举行的科普日活动——"健康博览会"上，推出了"图书馆：现代生活的第二起居室——健康阅读，快乐生活"的健康新理念，设立了"阅读养生堂""心灵按摩室""阅读保健站""阅读兴趣园""阅读推荐台"5 个展台，推广"以书为药"的阅读疗法。科普与阅读指导委员会的王余光、徐雁、王波、顾文佳、代根兴、刘康宁、卓连营等多位专家到场咨询，解答各种阅读问题，并向读者推荐"阅读疗法处方"。展览受到关注和热烈欢迎，许多观众在现场阅读和咨询后留下了感言。

2006年，标志着阅读疗法实务迈上一个新台阶的进展是宫梅玲的山东省教育厅科研课题"大学生心理问题阅读疗法研究"结项，并受到了学院的重视。2006年，为迎接教育部对泰山医学院的教学评估，该院特意为2001年在图书馆成立的阅读疗法研究室添置计算机、电视、音像播放设备等，由宫梅玲为负责人的课题组调拨书籍和进行管理，作为图书馆创新服务的典型和学校德育教育的亮点而得到大力扶持。

美国著名女性研究专家、心理学家南希·派斯克和贝弗利·韦斯特合著的《读书疗法——女性生活各阶段的读书指南》于2006年出版。

2006年，广州中医药大学教授、中医心理学专家邱鸿钟主编的"阅读心理治疗丛书"由暨南大学出版社出版。

2007年，海洋出版社出版了王波著的《阅读疗法》。该书为"21世纪图书馆学丛书"（第二辑）之一，是中国第一本关于阅读疗法的理论著作，全面反映了中国阅读疗法研究和实务的进展情况。

2．相关论文

上海大学图书馆的赵伯兴在《图书馆》期刊2003年第3期发表的《阅读辅助疗法的历史、现状和发展》，对俄罗斯的阅读疗法状况介绍得比较详细。

北京大学哲学系美学专业1991届毕业生李欧，在美学家叶郎教授的指导下，撰写的硕士学位论文《论审美与艺术的心理治疗功能》，比较有理论深度。

沈固朝在《世界图书》期刊1994年第3期上发表的《图书，也能治病》，在《中国心理卫生杂志》期刊1996年第6期上发表的《西方对图书治疗的作用及其机制的探讨》，在《图书情报工作》期刊1998年第4期上发表的《图书治疗——拓展我国图书馆服务和图书馆学研究新领域》。这3篇文章的共同特点是信息量大，在中国的阅读疗法研究方面起到了重要的启蒙作用。

（资料来源：作者根据相关资料整理改编。）

任务三　了解怀旧疗法

任务目标

『知识目标』

1．了解怀旧疗法的概念。
2．熟悉怀旧疗法的理论基础。
3．掌握怀旧疗法的类型。

『技能目标』

能够掌握怀旧疗法与老年人心理健康的关系。

『职业素养目标』

实施怀旧疗法操作时应具备耐心与细心。

任务描述

以小组为单位，在学习相关理论后形成小组观点，绘制了解怀旧疗法思维导图，并根据思维导图完成学习成果口头汇报。

相关知识

一、怀旧疗法的概念

怀旧疗法，首先是由诺里斯应用在阿尔茨海默病患者的护理过程中，是指让患者在一些有形的提示下，对以往事件与经历进行唤起。怀旧疗法的具体定义是指通过对过去事件、情感与想法的回顾，帮助病人增加幸福指数，提高患者的生活质量与对现有环境的适应能力。

二、怀旧疗法的理论基础

1. 生命周期理论

埃里克森在 1961 年创立了生命周期理论，将人生分为 8 个阶段，第八个阶段为老年期，也是人生的最后一个阶段。在这个阶段中，埃里克森指出生命周期最后一个阶段的任务是解决自我融合与自我绝望问题。在人生的最后阶段，老年人可以有更多的时间对自己的一生进行回顾，若对自己过往的成就感到满意，老年人会产生人生是完满的感觉，若认为自己虚度了时光而让自己一事无成，就很容易陷入一种绝望的情绪中而悲观消沉。

2. 心理阶段理论

巴特勒提出了人生回顾是老年人生活中的普遍现象，他认为由于意识到接近死亡，老年人比年轻人更容易回顾人生，重新回忆人生中的事件会让人高度意识到还没解决的人生冲突，当老年人意识到这些未解决的冲突并面对它们时，可能会消除内疚感，解决内心的挣扎，与家人和解。通过有指导的人生回顾解决这些冲突，让老年人有机会弥补以往生活中的缺失，处理未了的事宜，实现自我整合而不是自我绝望。

3. 人本主义理论

人本学派强调人的尊严、价值、创造力和自我实现，把人的本性的自我实现归结为潜能的发挥，而潜能是一种类似本能的性质。人本主义主张心理学必须从人的本性出发研究人的心理，人本传统的社会工作理论是从服务对象自我实现角度来进行考察。

三、怀旧疗法的类型

1）综合怀旧。它是将过去和现在进行整合，并接纳自己和他人，可分为团体怀旧疗法和个体怀旧疗法。团体怀旧疗法以有组织的小组方式进行，促进成员间的互动，使老年人获得被认同感和归属感；个体怀旧疗法促进自我内省，是一种自我认知的方式。

2）工具怀旧。它是利用过去的经验来解决当前的问题。

3）传播怀旧。它类似于上一代人与下一代人之间分享经验或智慧时讲故事和口述历史。

4）叙事怀旧。它更具有描述性的特点，当叙述过去的事件时往往不加以任何解释或评价。

5）逃避现实怀旧。它又称为防御性怀旧，常发生在一个人希望从他人或其他事件中寻求安慰。

6）强迫型怀旧。它的主要特点是持久沉浸于不愉快的事件中，通常伴有内疚、耻辱和怨恨感。

四、怀旧疗法实施中应注意的情形

1）获得参与者的信任是保证干预顺利开展的前提，在干预过程中，指导者应积极维护与参与者之间的信任。

2）爱与归属是人类的基本需要，阿尔茨海默病患者缺乏正常的社会交往，容易陷入孤寂和绝望，满足其被爱和尊重的情感需求是干预之本。

3）在治疗性人际关系中，人际互动本身就具有治疗作用，把握好人际互动环节是提高治疗效果的关键。因此，应使用直接、简单、语速与语调适当的语言，鼓励参与者多说话，耐心倾听，及时给予积极强化，适当采用握手、拍肩等肢体语言吸引注意力，通过现场感觉的传递，表达安慰与关怀，增加其安全感。

4）干预过程中可能触发参与者某些痛苦的回忆，指导者应具备良好的情绪调控技巧，能够强化参与者的积极体验，并引导不良情绪的适当宣泄。

任务实施

1. 请根据任务描述中的要求，按以下步骤完成了解怀旧疗法思维导图。

1）按照 4~6 人为一组进行分组，小组讨论，确定至少 3 个了解怀旧疗法的关键词。

2）根据本任务中提供的信息找出支撑内容与数据。

3）设计思维导图分级结构及样式。

4）完成了解怀旧疗法思维导图的绘制。

2. 在下面的空白处绘制了解怀旧疗法思维导图，并进行具体内容的介绍。

任务评价

教师根据每个小组的任务完成情况，参照评价项目及各项完成情况由高至低分别在表 5-6 的 A、B、C 选项下面打"√"。

表 5-6　了解怀旧疗法思维导图任务评价表

评价内容		评价等级		
		A（满意）	B（合格）	C（不满意）
了解怀旧疗法思维导图	关键词数量 3 个及以上，并含有概念、理论基础、类型、实施中应注意的情形等			
	核心主题"怀旧疗法"与关键词层级分明			
	内容充实、表述清晰，能体现本节课主要学习成果： 1. 怀旧疗法的概念 2. 怀旧疗法的理论基础 3. 怀旧疗法的类型 4. 怀旧疗法实施中应注意的情形			
	布局、结构合理			
	文字、色彩、线条搭配得当			
	口头表述清晰、逻辑鲜明			
	思维导图设计或口头表达有创新点			
自我总结				

延展阅读

国内的相关研究

2003 年，循证康复医学首次将怀旧疗法引入国内，在翻译的一篇来自考克兰图书馆的关于阿尔茨海默病治疗效果的系统评价摘要中，首次提到了怀旧疗法。

2007 年，史蕾等将该疗法运用在广东养老机构老年人抑郁情绪的干预中，结果显示，怀旧疗法有助于缓解此类人群的抑郁情绪，并可提高其生活质量和对环境的适应能力。

2010 年，冯辉等对长沙社区的 129 名老年人开展了针对社区老年人抑郁症状的团体怀旧疗法研究，结果均显示，团体怀旧疗法有助于缓解社区老年人抑郁症状，并可提高其生活满意度及心理健康水平。

2010 年，戴碧茹等在《护理研究》期刊中发表的《团体回忆治疗对社区老年人自尊及情感平衡的干预效果研究》一文中写道，对社区 129 名老年人进行团体怀旧疗法，发现干预后其积极情感和情感平衡升高，消极情感得分降低，差异显著。

2011 年，汪星等在《护理研究》期刊中发表的《怀旧治疗对社区空巢老人抑郁情绪及幸福度的影响》一文中，针对我国老年人的生活现状及传统文化背景下的心理特点，在国内社区空巢老年人群体中进行个别怀旧疗法，可帮助其缓解抑郁情绪。

2011 年，刘平等在《中华现代护理》期刊上发表的《引导性回忆治疗对老年高血压患者生活质量的影响》一文中指出，该方法对提高高血压患者生活质量有正向积极的影响。

2013年，乐燕等在《中国现代医生》期刊中发表的《结构式团体怀旧对老年人抑郁症状与生活满意度的影响》一文中指出，通过结构式团体怀旧疗法对80例老年人轻度、中度抑郁患者进行干预，结果显示，该疗法可缓解住院老年人抑郁症状，提高其生活满意度。

2013年，谢明华等在《中国老年学》期刊中发表的《回忆疗法联合米氮平治疗老年抑郁症40例》中指出，将其与米氮平联合使用，治疗老年人抑郁症取得了较好疗效。

2014年，梅永霞等在《中华护理》期刊中发表的《怀旧疗法对社区老年脑卒中患者配偶照顾负担及积极体验的影响》一文中指出了该疗法对脑卒中患者配偶照顾负担及积极体验的影响。

2014年，姜娜等在《中国老年学》期刊中发表的《怀旧治疗配合穴位按摩对社区空巢老人抑郁症状的影响》一文中指出，他们将怀旧疗法与穴位按摩结合起来，研究其对空巢老年人抑郁症状的影响。

2014年，李沐等在《北京医学》期刊中发表的《怀旧疗法对阿尔茨海默病患者认知和自尊水平的影响》一文中指出，通过引导老年人回顾以往的经历，重新体验过去的生活片段，可以帮助患者了解自我、减轻失落感，增加自尊及自我认同感，从而有益于患者的自我接纳，增强其生活的信心。

2014年，王晓松的《怀旧——认知行为干预对老年人抑郁症状和认知功能的影响研究》一文中指出，无论采用何种类型的怀旧疗法方式均能达到缓解抑郁情绪的目的。

2014年，梅永霞在《怀旧疗法对社区老年脑卒中患者配偶照顾感受的影响》一文中指出，将个体和团体形式的怀旧疗法用于缓解抑郁情绪，可以取得良好结果。

2015年，李琳等在《护理学杂志》期刊中发表的《怀旧疗法在老年痴呆患者中的应用研究》一文中指出，怀旧疗法对老年痴呆患者有多方面的积极作用，能够促进认知与沟通，改善不良情绪，提高生活质量，其成本低、无风险，容易融入日常护理中。

2016年，石舒雅在《团体怀旧疗法对老年人孤独感的干预研究》一文中写道，对滁州市三个小区的16名老年人进行怀旧疗法的介入，研究结果表明，团体怀旧疗法对减轻老年人孤独感水平有显著效果。

2016年，董香丽、孙伟铭和袁也丰在《安徽医科大学学报》上发表的《怀旧疗法对老年脑外伤患者抑郁情绪的疗效》一文中指出，经过综合康复治疗，脑外伤患者抑郁情绪的严重程度和症状检出率均较干预前有显著改善，与常规康复比较，联合怀旧疗法对于缓解脑外伤患者的抑郁情绪效果更好。

2016年，胡裴劲在《实用临床医药》期刊中发表的《怀旧疗法在老年痴呆患者护理中的应用研究》一文中写道，在老年痴呆患者的治疗护理中采用怀旧疗法干预方式能够稳定患者的情绪，改善认知能力和生活质量，提高护理质量。

2016年，许文婧等在《中国疗养医学》期刊中发表的《怀旧疗法应用于老年痴呆患者中的价值研究》一文中，通过在北京军区天津疗养院医疗住院部142例老年痴呆患者历时26个月的跟踪发现，常规护理基础上联合怀旧疗法可取得有效治疗效果。

2017 年，秦思等在《护理研究》期刊中发表的《怀旧疗法降低养老机构老人孤独感的效果观察》一文中写道，在成都市养老机构中随机抽取 50 名有孤独感的老年人，经过 3 个月怀旧疗法干预，老年人孤独感明显降低。

任务四　了解宠物疗法

任务目标

『知识目标』

1. 了解宠物疗法的历史起源。
2. 掌握宠物疗法评估方法。
3. 认识宠物疗法的应用原理。

『技能目标』

了解宠物疗法的功效。

『职业素养目标』

1. 培养宠物疗法的观念。
2. 具备运用宠物疗法辅助老年人身心健康。

任务描述

以小组为单位，在学习相关理论后形成小组观点，绘制了解宠物疗法思维导图，并根据思维导图完成学习成果口头汇报。

相关知识

宠物不仅是宠物，还兼有宠物辅助治疗功能，即通过与宠物的互动来促进人类身心健康。

动物的单纯可爱，可以温暖地疗愈人心的孤独与苦闷，甚至对于疾病的复健也能达到显著的功效。

一、宠物疗法概论

宠物疗法如同芳香疗法、音乐疗法一样，是医学界最新的一种尝试。

（一）宠物疗法的历史起源

宠物治疗最早起源于人们相信动物对人类的超自然力量及精神作用，利用人与动物之间的自然疗愈关系为病人进行治疗。最早将动物纳入人类医疗过程辅助用途的文字记录，出现在 9 世纪的欧洲。当时，比利时有人以动物协助作为残障人士的居家照护；之后，便如雨后春笋般地出现许多尝试与运用。1953 年的一天，美国心理学家莱明森约了一名儿童，这名儿童提前到了等候室，偶然和莱明森养的拉布拉多犬共处一室，当莱明森走进等候室时，惊讶地发现这位始终沉默的儿童，竟在短时间内与拉布拉多犬发生良好互动。

18世纪后期，已经有医生开始利用宠物为病人进行辅助治疗。不但猫、狗可以用作宠物治疗的动物，体型小的宠物，如鱼、小鸟、小白兔等也可以。18世纪，英国夸克所成立的精神病疗养院就让患者照料花园的植物及小动物；南丁格尔早在1895年就表示，一只小小的动物通常是病患最佳的伴侣，尤其是长期慢性病患者。19世纪，德国有一家癫痫中心——贝特医疗中心，在最初时就相信动物是一种复原的力量，也允许用狗、猫、绵羊及山羊作为医疗的辅助。

1969年，美国儿童心理学家博里斯·勒文森将他把动物作为辅助治疗者的经验著书后，突破了宠物疗法的研究瓶颈，之后许多来自不同行业的科学家，开始陆续加入实验及发表报道记载的行列。其中，心理学家萨姆和伊丽莎白·科森夫妇、社会学家艾瑞卡·弗莱德曼等发表动物对病人及对人寂寞时的复原效果，在全球医疗界引起相当大的震撼。动物支持疗法成为人与动物关系研究中的一个非常重要的概念。

（二）宠物疗法简介

宠物疗法是一种非药物的辅助治疗，将宠物视为媒介来提供所需的治疗，根据感情—情感机制假说（the affective-emotional mechanism hypothesis），当与宠物互动时，放松的情绪能促使神经传导化学物质刺激激素降低压力感，并同时达到稳定参与者情绪的目的。另外，游戏系统理论（the game system theory）也说明了宠物辅助治疗的正面功效，当与宠物互动游戏时，制造了刺激认知功能和肢体活动的机会，使参与者增进决策能力、促发记忆、增加社交活动及舒展筋骨。简单来说，老年人在宠物疗法下有了动力完成所设计的目标，无形中帮助了他们的身心健康。

二、宠物疗法治疗评估

以宠物为媒介，符合条件的宠物受过训练或经过专家挑选之后，使其适当地与人类接触，其目的是在人与动物的和谐互动中达成原本治疗设定的目标。

并不是每个人都适合进行宠物疗法，治疗前都必须经过完整的评估才能决定是否能够进行。宠物疗法除了要先筛选动物外，个案也需要筛选。因此，第一步先了解病人的需求，清楚要达到的治疗目的，以及需达到怎样的程度，根据这些评估制定目标与项目，然后再配合活动设计执行，评估疗程最后可以达成什么样的成效。每个个案的治疗过程及目的评估都不相同，不能使用同一套方法，如何进行疗程，要看治疗师如何将人与动物做联结。不管是国外或国内，宠物疗法均从症状方面评估，而不是从疾病方面评估。例如，忧郁症患者可能有社交隔离、漠然等问题，事实上其他心理疾病也可能会有这些情况，因此是从问题方面来评估，并拟定治疗的方向及方法。

宠物疗法并不会去设定一个很难达到的目标或标准，它是一种阶段性的症状改善检视，也是为了给予个案成就感。因此，会先设定较容易达到的目标，依照这样的运作方式，大部分个案可以达到效果，但治疗前一定要评估个案能否接受动物，否则勉强为之可能会产生相反效果。

三、宠物疗法的应用原理

宠物疗法是一种辅助的非主流治疗方式，不同的疗法，在个案复原当中所使用的钥匙不同，但不能磨灭它所带来的正面效益，因此应该要从多元的角度看待这种疗法。

（一）各种动物代表的治疗意义

究竟哪些动物适合作为辅助治疗者，必须视治疗的目的而言。国外治疗时会纳入农场动物，如羊、小鸡、小鸭、马等，而狗因容易接触，也方便走入家庭，所以也是比较常见的媒介。若从不同动物所代表的治疗意义来说，有毛发的动物可以通过舒服地抚摸来达到心情的平静，而不同的触感及不同动物的特质，也会带来不同的效果。

1）兔子：毛皮柔软。在国外用来协助烧伤病人复健触觉。

2）狗：跟人互动强，可以帮助个案治疗掌控力。

3）猫：个性独立，适合不喜欢活泼动物的个案，并可训练自信心。

4）农场动物：羊、牛、马、小鸡、小鸭等，照料比较复杂，可以让肢体残障的病患多活动，而农场动物也比较不亲近人，因此在情感回馈上对于情绪障碍者也会有启发。

5）海洋动物：海豚智力高且对情绪反应更敏感，适合治疗情绪障碍者。观赏鱼可以让心情平静，也可借其反应来刺激个案的生理或心理反馈。

（二）培养宠物疗法专业职能的方法

建立宠物疗法的专业职能是非常重要的部分，在职能培养上有何方法，目前并没有正式的认证制度，要成为一名宠物疗法治疗师，必须是一个多元专业的整合者，需要具备两种能力：①懂人；②懂动物。

懂人的部分必须要有医疗、特殊教育等方面的专业执照；懂动物的部分要去强化动物方面的专业职能，知道如何照顾动物及如何进行动物行为训练，如此才能结合两者作为良好治疗的桥梁。

四、宠物疗法的功效

据考古学推测，至少3万年前动物就走进了人类生活，并有驯养陪伴关系。老年人、青少年、慢性病患者、身心障碍者、自闭症儿童、临终病人，都是宠物疗法的受惠者。由受过训练的专业人员，事先设定好治疗目标，借由喂食、遛狗、丢球给狗捡、和他人分享怀中宠物等，患者可得到疗愈效果。

（一）宠物能发挥精神慰藉与治疗作用

根据专家研究，常与动物保持亲密接触，对病人的生理和心理都有一定的帮助。数据证明，长期与动物接触的病人，平均血压、胆固醇含量及罹患心脏病的机会，都比没有接触的病人低。另外，许多疾病是由心理影响生理而产生的，而动物则可以帮助病人舒缓压力，放松自己，减少生病的机会。英国和澳大利亚的相关人员调查指出，宠物疗法可令病人暂时忘记病痛带来的痛苦，消除寂寞感，并能增强自信。

例如精神抚慰犬，该类犬是一种新的犬类工种，它们经过特殊训练，会利用肢体接触，安抚人们的情绪，帮助更多的人度过特别煎熬的时光，对主人会有精神抚慰和陪伴的效果。

（二）各种实验证实宠物的疗愈效果

1）加利福尼亚大学洛杉矶医疗中心的护士凯瑟·寇尔曾对 76 名住院的心脏病患者做过研究，随机让他们接受 3 种不同的访客类型：第一种是狗与志愿者一起去探病；第二种是只有志愿者；第三种是完全没人去探病。去探病的狗有 12 种，事先须过滤是否有疾病及行为问题，并在探病前、进房探病后 8 分钟和探病结束后 4 分钟，分别检视追踪病人的变化情况。结果发现，狗与志愿者去探病，让病人的焦虑指数降低了 24%；只有志愿者探访的病人则降低 10%；完全没人去探病的病人，焦虑指数则完全没有下降的迹象，在心肺功能上也有类似的结果。

除了焦虑感减轻外，狗与志愿者去探病也能让病人的肾上腺素分泌量降低 17%；只有志愿者探病则降低 2%；完全没人去探病的病人，肾上腺素分泌量不降反升 7%。肾上腺素是人体处于压力时分泌的激素。测量左心房压力发现，狗与志愿者去探病会让病人左心房压力降低 10%，只有志愿者探病则会增加 3%，完全没人去探病的病人则增加 5%。

2）科学家发现，儿童或青少年的成长若有动物相伴，也将促使其在与人的关系上有正面的发展。在美国的精神科临床个案报告中，也曾出现自闭症儿童对特定动物（猫与兔子）建立了亲密关系的案例；减少自闭症病患的暴力倾向，在与有个人互动关系的动物的身上不曾出现过，并且患者会主动担任照顾动物的母亲似的角色，负责喂食及清理排泄物。

除了专业的研究报告之外，《英国医学杂志》也曾经报道，养宠物有益于身心健康，人们不是为了健康才去饲养宠物，而更多的是看重与动物之间的交流与沟通，因为宠物让生活变得更有乐趣，尤其是对老年人和那些正在恢复中的重病患者。心理学家朱恩·麦克尼凯拉斯也表示，养宠物与降低心脏病发生、预防哮喘和儿童过敏症都有一定的关系。

五、宠物疗法与老年人照护

宠物疗法能引导老年人探索自我，表达内在的情绪感受，觉察并统整人际互动关系，进而提升生活质量和幸福感。

（一）施行治疗前先协谈

宠物疗法需要专业引导，没有专业人员可能无法达到治疗目的。另外，养宠物前与当事人进行沟通协谈是很重要的一环，也需要花费最多心力，如当事人讨厌狗，但是对狗的撒娇、依赖是可以接受的，就会有正面的帮助。有些属于内在情绪的引发，不一定能够马上表达出来，特别是内化情绪的觉察与引导，一样是动物的撒娇、依赖，有的人可能强化了责任与自我价值感，有的人却可能投射出过度依存的自我攻击，这些都有赖于深度协谈、倾听与沟通才能完成。

此外，能否与宠物一同生活成长也是重要的因素，包括宠物的喂食、运动、照顾，平时多观察宠物状况，这些都是个案和家人需要关注的，建议个案和家人与专业医师或心理医师进行沟通，再确认是否适合进行宠物疗法。

（二）宠物疗法的注意事项

1）个案对动物皮毛过敏者要特别注意，以不影响身体健康为原则。
2）家人需要时时注意动物的健康、卫生及清洁。

3）注意个案是否极度害怕动物，最好是喜欢跟动物相处。

4）治疗过程要有耐心，针对慢性问题应订立阶段性目标。

5）个案若有虐待动物的倾向，需要先处理暴力行为才能进行宠物疗法。

6）注意动物的生命状态，适时地与当事人沟通，避免动物死亡带来的二度伤害。

任务实施

1. 请根据任务描述中的要求，按以下步骤完成了解宠物疗法思维导图。

1）按照 4～6 人为一组进行分组，小组讨论，确定至少 5 个宠物疗法的关键词。

2）根据本任务中提供的信息找出支撑内容与数据。

3）设计思维导图分级结构及样式。

4）完成了解宠物疗法思维导图的绘制。

2. 请在以下的空白处绘制了解宠物疗法思维导图，并进行具体内容的介绍。

任务评价

　　教师根据每个小组的任务完成情况，参照评价项目及各项完成情况由高至低分别在表 5-7 的 A、B、C 选项下面打"√"。

表 5-7　了解宠物疗法思维导图任务评价表

评价内容		评价等级		
		A（满意）	B（合格）	C（不满意）
了解宠物疗法思维导图	关键词数量 5 个及以上，并含有概论、治疗评估、应用原理、功效、老年人照护等			
	核心主题"宠物疗法"与关键词层级分明			
	内容充实、表达清晰，能体现本节课主要学习成果： 1. 宠物疗法概论 2. 宠物疗法治疗评估 3. 宠物疗法的应用原理 4. 宠物疗法的功效 5. 宠物疗法与老年人照护			
	布局、结构合理			
	文字、色彩、线条搭配得当			
	口头表述清晰、逻辑鲜明			
	思维导图设计或口头表达有创新点			
自我总结				

延展阅读

养宠物治疗抑郁

葡萄牙的研究人员决定对养宠物治疗抑郁进行试验。在试验之前，研究人员都有一个共识，即养宠物并不能代替药物治疗，他们研究的是养宠物对药物治疗是否存在辅助作用，患有抑郁症的患者是否会在养宠物后降低抑郁的概率。因此，这次试验采取了最为直观的对比试验。研究人员佩蕾拉和丹妮拉·方特找来了 80 名患有严重抑郁症的患者。这些患者有一个共同的特点，即在过去的 9~15 个月内，心理治疗和药物治疗对他们的抑郁症没有产生明显的效果。研究人员说服了其中的 33 名患者，让他们饲养一只宠物。其中，18 人选择了养狗，7 人选择了养猫，而其余的选择各有不同。在其余的试验者中随机找出 33 名作为对照组。试验会在所有患者持续服用抗抑郁药的状态下进行。这项试验持续12个星期，在试验结束后，每名患者都会使用Hamilton Depression Rating Scale（一份问卷调查，通常用于抑郁症的确诊和病情判断）作为症状严重程度的依据。结果显示，养宠物的患者的症状相较于没有养宠物的患者症状明显得到了改善。甚至有将近三分之一的患者，在试验结束后测试出了正常的分数。虽然症状没有完全消失，但是状况在持续好转，养宠物明显改善了他们的心情。

这些改变都是因为养宠物改变了主人的日常行为，养宠物后的以下三大因素的改变，使养宠物治疗抑郁成为可能。

1. 陪伴

宠物本身就具有强烈的亲和力，可以与患者产生亲密的友谊，在宠物的陪伴下，患者的心理健康得到了明显改善。

2. 责任感

责任感会使患者的生活变得规律，从而影响情绪。另外，这份责任感还成为一道保险，即使情绪低落，这份责任感阻止了抑郁症患者采取过激的行为。

3. 社交

养狗的主人必须要带狗出门散步，这一方面改善了主人的身体状况，另一方面给予了主人与其他宠物主人交谈的机会，提高了抑郁症患者的社交能力，从而改善了心情。

（资料来源：作者根据相关资料整理改编。）

任务五　了解悲伤疗法

任务目标

『知识目标』

1. 了解悲伤疗法的目标和方式。
2. 熟悉悲伤疗法的程序。
3. 掌握悲伤疗法的特殊考量。

『技能目标』

能够掌握悲伤疗法的技术。

『职业素养目标』

实施悲伤疗法操作时应具备耐心。

任务描述

以小组为单位，在学习相关理论后形成小组观点，绘制了解悲伤疗法思维导图，并根据思维导图完成学习成果口头汇报。

相关知识

一、悲伤疗法的目标与方式

悲伤疗法的目标是针对那些悲伤反应过长、延迟、过度的人，来辨认与解决阻碍完成哀悼的分离冲突。不正常的悲伤形式包括病态的悲伤、未解决的悲伤、有问题的悲伤、长期的悲伤、拖延性的悲伤、夸大的悲伤。在《精神疾病统计诊断手册》中，不正常的悲伤被称为"有问题的失丧"。

悲伤疗法最适用于下述情境之一或合并的情况：呈现出过长的悲伤反应；呈现出拖延性的悲伤反应；呈现出夸大的悲伤反应。

（一）呈现出过长的悲伤反应

过长的悲伤反应是指脱离了该文化对悲伤症状所规范的长度及强度，当事人意识到此困难，悲伤在数月或数年后仍未获得适当解决。通常这类反应的背后都有一个分离冲突，导致哀悼任务无法完成。这种情况下，求助者常自觉问题的存在而主动求助。治疗主要部分包括确定哪一项悲伤任务尚须完成，并探讨阻力的原因，再进一步去处理。

（二）呈现出拖延性的悲伤反应

拖延性的悲伤反应是指当事人可能在事发之初有过情绪反应，但针对失落的强度反应不足，有些是因为缺乏社会支持、社会规范，或必须为其他人表现坚强，或被众多失落击溃，方寸大乱。

（三）呈现出夸大的悲伤反应

夸大的悲伤反应是一种因挚爱死亡引发的特殊心理或精神疾患。例如，亲友丧亡之后感到焦虑也属正常，但若演变成焦虑疾患，就是夸大悲伤。此类人呈现过度抑郁和过度焦虑，或其他正常悲伤行为的夸大，以致当事人失去功能或符合精神异常的诊断。

案 例

梅姨，60 岁，10 年前，儿子因高速公路上出车祸而去世。

有几个因素造成她哀悼上的困难：儿子的死亡太突然，出事地点离家太远，而且由于死亡情况特殊，葬礼上没有遗体。

梅姨经常会对人讲述儿子生前的各种事情，但每每讲完，她会有很长一段时间情绪很低落。

社工根据拉扎尔（1979）提出的辨识未解决悲伤线索的标准，诊断出梅姨是因早期失落带来的未解决的悲伤。

线索一：谈到逝者就感到无可抑制的强烈及鲜明的悲伤。

梅姨在谈到儿子的死亡时，显得非常悲伤，她说当时若不是因为自己生病，儿子急着赶回来，就不会在高速公路上出车祸。

线索二：看似无关的小事便引发强烈的悲伤反应。

曾有一次，梅姨看到一个朋友的孙子拿了一个小汽车在地上玩，梅姨就痛哭起来，当问起原因时，梅姨说那辆玩具车与儿子死亡时开的车很像。

线索三：会谈时会出现失落的主题。

在与护士、志愿者等聊天时，梅姨经常会谈起很多自己做过的不开心的事。

线索四：不愿意搬动遗物。

梅姨告诉社工，儿子原来的房间还是他生前的样子，有时她还会呆呆地在儿子房间待很长时间。

线索五：检查疾病史时，发现病人曾产生类似逝者曾有的生理病症。

在查看梅姨的疾病史时，两年前她母亲忌日时，她的糖尿病严重了很多，在此之前梅姨一直都正常服用药物，饮食也特别注意，糖尿病症状都很稳定。在咨询时，梅姨告诉社工，她的母亲生前有严重的糖尿病。

线索六：亲人死亡后，生活有重大的改变。

梅姨在儿子死亡后，不再经常去跳广场舞了。

线索七：长期生活在愧疚中。

一直将儿子的死亡原因归结在自己身上，说是因为自己才出车祸的。

社工根据以上线索，对梅姨进行了悲伤疗法，解决了因早期失落带来的未解决的悲伤。

早期失落带来的未解决的悲伤往往才是真正的罪魁祸首，这种悲伤反应通常正因为事发之初，当事人未悲伤或悲伤的表达被禁止，从未完成的悲伤导致日后身体或行为症状的出现。

二、悲伤疗法的程序

1. 排除生理上的疾病

若悲伤疗法开始的主要问题是身体症状时，首先应排除该症状是否为疾病原因才可进行，在悲伤疗法中，对当事人身体症状的主诉不能掉以轻心。

2. 建立工作关系

当事人须同意探索他失落的关系。治疗师要强化当事人的信念，说明悲伤疗法是短期治疗且有特定焦点，除非直接影响目前的丧亲反应，才有探索过去关系的必要。

3. 翻新对逝者记忆

在会谈开始时，先以一些正向的回忆做基础后再让当事人接触一些负面部分或关系中较矛盾的部分，可用"你最怀念他的是什么""你最不怀念他的是什么""他如何让你失望"这些引导语，引导当事人去讨论伤害、愤怒及失望的回忆。

4. 评估悲伤任务中，哪一项是病人当前的困难

悲伤任务是指接受失落的现实、处理悲伤的痛苦、当事人企图在失落中寻求意义、协助当事人和逝者找到某种持续的联结，重新开拓新生活，并耕耘新关系。

5. 处理回忆引发的情绪或缺乏情绪

在谈及逝者时，当事人描述的背后有可能会出现隐藏的愤怒，此时应先引导当事人面对他对逝者较矛盾的情绪，协助他接触内心的愤怒，再逐步平息愤怒。

治疗师需要协助当事人找到一种表达方式，避免导致当事人在日常生活中明显和持续丧失某方面的能力。

6. 发掘并淡化联结物

在死亡发生后，当事人可能把情绪投注在某些无生命但具有象征性的物件上，借之继续和逝者联结。

在治疗中，可以问当事人保存了逝者哪些东西，如果发现有使用联结物的倾向，则需要协助当事人进行转化。

联结物的类型，如逝者穿戴的所有物（如一只表、一件首饰）；逝者用来延伸他感官知觉的物件，如照相机代表视觉的延伸；能代表逝者的物件，如相片；当得知噩耗（见到逝者或听到死讯）时手边的一件东西。

7. 承认失落的终极性

虽然大多数人都能在几个月内接受逝者永不复返的事实，但有些人还是会拒绝接受这个事实，幻想逝者终会有重返的一天，这种情况被称为重逢的长久盼望。治疗师应协助当事人评估他们拒绝接受永恒失落的原因。

8. 协助当事人设计一个逝者不存在的新生活

治疗师带领当事人想象一旦他们的悲伤被神奇地带走，他们会想为自己做些什么，然后说出没有逝者也能完成的新生活目标。

9. 评估并协助当事人改善社会关系

许多丧亲者会在事情发生后，远离亲朋好友，因为他们感到不被了解，同时担心被催促尽快收起他们的悲伤，而朋友也对当事人的悲伤感到不安，因不知所措以致不再联系。治疗师应评估并协助当事人改善社会关系。

10. 协助当事人处理结束悲伤的幻想

当事人有可能担心若放弃悲伤就会遗忘逝者，必须找到和逝者持续保有联结，以及适当纪念逝者的方法，发展出与失去的挚爱持久的联结。治疗师此时应协助当事人处理结束悲伤的幻想。

三、悲伤疗法的特殊考量

1）悲伤疗法完成后，当事人的状况应较治疗前为佳。如果未解决的悲伤下存在的问题是愤怒情绪未表达，那么当事人不致因指认感受到愤怒而内疚。如果治疗师只是挖掘、引发情绪，而未能妥善处理，则反而对当事人有害。

2）限制情绪过度发泄。悲伤疗法可能会打开当事人的情感栅栏，而释放过于激烈的情绪。虽然在治疗中，当事人可能经历深层与强烈的悲伤及愤怒，但多数当事人可以为这些情绪找到必要的界限，并在可接受的限制内，进行适度的宣泄。

3）协助处理悲伤疗法中常有的尴尬。若当事人在治疗中首次接触多年未处理的失落，他们所感受的悲伤则是初次且强烈的，在社交关系中，常让他们难堪。

4）有经验的治疗师有时会以团体治疗的方式进行，采用心理动力模式针对困难的悲伤提供短期丧亲团体治疗。

四、悲伤疗法的技术

（一）基本技术

1. 空椅子技术

此方法就是帮助当事人全面觉察发生在自己周围的事情，分析体验自己和他人的情感，帮助他们朝着统整、坦诚及更富生命力的存在迈进。

在当事人面前放置一张空椅子，让当事人想象逝者就坐在那里，然后让当事人直接把对逝者想要说的话、自己的感受都告诉逝者。

采用此方法，可以用来完成未尽事宜或处理愧疚和遗憾。但此方法不适用于有精神分裂或边缘型人格倾向的当事人。

2. 心理剧

此方法能帮助参与者通过音乐、绘画、游戏等活动热身，进而在演出中体验或重新体验自己的思想、情绪、梦境及人际关系，伴随剧情的发展，在安全的氛围中，探索、释放、觉察和分享内在自我，是一种可以使参与者的感情得以发泄，从而达到治疗效果的戏剧。

3. 家庭作业

家庭作业可以让当事人将治疗的效果延伸到平时生活中，其内容通常是监测情绪及关注引发情绪的认知想法。

最常见的方式是让当事人给逝者写信，然后再带到会谈中与治疗师分享。

治疗师应注意以下两点：①要支持家庭作业，让当事人知道为何要完成此项任务；②要追踪作业的完成情况，若是不追踪，当事人就会认为不重要而不完成。

无论使用哪种技巧，时机很重要。治疗师需要充分掌握处理的时机，若当事人心理尚未准备好，鼓励他表达情绪将是徒劳的。

（二）悲伤疗法中梦的处理

1. 处理策略

丧亲者的梦通常与哀悼过程同步，在悲伤疗法中需要注意处理梦的技巧。

策略一：将梦和相关任务做联结。

策略二：处理悲伤的感受，如内疚、愤怒、焦虑等情绪。

策略三：通过梦中发生的事情，让当事人寻找失落的意义。

2. 梦的考量

鼓励当事人记下自己的梦，但在会谈时应注意以下事项。

1）梦境不一定要包括逝者才和哀悼过程有关。但若逝者出现在梦中，逝者的模样和正在进行的活动都十分重要。

2）不要轻易忽略梦中的片段，通常当事人不会看重这些片段，但若治疗师与其共同探讨，探究哀悼，梦中的片段就如同拼图中的每一片，都有助于了解全貌。

3）让当事人自己解释梦，因为有些场景是与他们曾经的生活有联结的。

4）当事人有一连串梦时，应寻找其中的主题。

5）训练当事人记住与逝者相关的重要日期的梦，如生日、忌日等，从中了解他们的悲伤程度。

6）从梦中的情景分析是否有依附关系的存在。

❊ 案 例

一位老人，她的长女（已成年）死于一场车祸，她的梦都在找女儿，想要确定她是否安好，否则她自己的人生无以为继。在梦中，她多次在远处看到女儿，看似很开心，但仍难确定。辅导快结束时，她做了一个梦，手抓金色气球升空，到了一片云上，见到居住在那里的女儿，女儿惊讶她的到来，也向母亲保证她过得很好，母亲终于放下心中的不安。她问女儿如何返回地面？女儿回答："往下踩，你就会回到你要去的地方。"

此时，治疗师需引导当事人分析梦的情景，让她了解来自梦中的双重信息：不必挂念女儿，必须回到现实开始自己的生活。

当治疗师问为何气球是金色时，当事人说，她们家每逢生日和纪念日都会送金制的礼物，金色在他家有特殊的意义，她认为梦中女儿给她的礼物是要让她好好为自己活着。

在治疗师分析当事人一连串的梦后发现，当事人走不出丧女的哀痛是因为在梦中当事人看到她的长女对她其实是提供了犹如母亲般的照顾，是她早年未能从自己母亲那里得到的，当事人对母女关系有了重要的认同，即放弃对女儿的依附，放弃这份希望受到母亲般的照顾。

（三）评估结果的方法

1. 主观经验

当事人结束悲伤疗法后，主观报告自己自尊心的提升及愧疚感的降低；对逝者的好感增加，如想到逝者时能将好的感受和好的经验联结。

2. 行为改变

当事人不需要治疗师建议就有明显的行为改变，不再寻寻觅觅，重新回到原来的社交圈或建立新的社交关系等。

3. 症状消除

结束治疗后，当事人最初的某种身体疼痛有减轻或缓和的情形。

4. 测评量表

通常所使用的量表有贝克抑郁量表、SCL－90量表、复杂性悲伤量表。

五、老年人悲伤的原因

老年人悲伤的原因是由多种因素形成的，主要有以下5种情况。

1. 互相依赖

21世纪，老年人口持续增加，同时产生了老年丧偶者。这些老年丧偶者与配偶的婚姻维系时间较长，感情较深。因此，当老年丧偶者遇到问题时发现自己的配偶不在世了，悲从中来。

2. 多重失落

随着年龄的增加，朋友和亲人相继去世，老年人的感官退化和大脑功能下降，这些失落会令老年人难以负荷而导致悲伤。

3. 觉察到个人的死亡

失去配偶、朋友或手足的老年人，会对个人死亡的觉知提高，这种死亡的觉知会给老年人带来困扰。

4. 孤单

许多老年丧偶者会独自居住在与配偶共有的居家环境中，这样的环境会强化孤单的感受。

5. 角色适应

老年丧偶者的日常生活可能会变得一塌糊涂，特别是男性，如做家务，需要他人协助才能适应。

六、老年人悲伤治疗的方式

1. 建立支持性团体

支持性团体对于孤独的老年人来说，能够提供重要的人际支持和连接。

2. 生命回顾

回忆可以维持自我认同，可以鼓励老年丧偶者或丧亲者回忆过去美好的记忆，将逝者所代表的意义内化和珍藏，换一种新的关怀方式，会感到并未完全失去他们所爱的人，以减轻他们的伤痛。

案 例

> 莲姨是一位 70 岁的丧偶退休妇女，她 30 岁的女儿葵，在出差回家的路上死于车祸。女儿和莲姨丈夫的忌日、生日及结婚纪念日，对莲姨来说都是非常难过的时刻，后来莲姨住进了老人院，无法去墓地给他们扫墓，让莲姨的悲伤情绪加重。老人院的社工了解这一情况后，在莲姨去世的女儿和丈夫纪念日到来时，让莲姨去花园里采花并把花扎成一束，放在莲姨的房间里的全家福照片前，于是莲姨开始将这种方式视为对女儿和丈夫的纪念方式，后来社工建议莲姨可以每周在固定时间去静心室给女儿和丈夫点燃一支蜡烛，并为他们祈福。慢慢地，莲姨的伤痛减轻了。

3. 搬家

搬家会冲淡与死去配偶或亲人的联结，在新的环境中开始新的生活。

4. 建立生活技巧

老年丧偶者或丧亲者还是有能力发展新技能的，并能学会处理一些日常事务。

任务实施

1. 请根据任务描述中的要求，按以下步骤完成了解悲伤疗法思维导图。

1）按照 4~6 人为一组进行分组，小组讨论，确定至少 3 个悲伤疗法的关键词。

2）根据本任务中提供的信息找出支撑内容与数据。

3）设计思维导图分级结构及样式。

4）完成了解悲伤疗法思维导图的绘制。

2. 在下面的空白处绘制了解悲伤疗法思维导图，并进行具体内容的介绍。

任务评价

教师根据每个小组任务的完成情况，参照评价项目及各项完成情况由高至低分别在表 5-8 的 A、B、C 选项下面打"√"。

表 5-8　了解悲伤疗法思维导图任务评价表

评价内容		评价等级		
		A（满意）	B（合格）	C（不满意）
了解悲伤疗法思维导图	关键词数量 3 个及以上，并含有目标与方式、程序、特殊考量、技术等			
	核心主题"悲伤疗法"与关键词层级分明			
	内容充实、表述清晰，能体现本节课主要学习成果： 1. 悲伤疗法的目标与方式 2. 悲伤疗法的程序 3. 悲伤疗法的特殊考量 4. 悲伤疗法的技术			
	布局、结构合理			
	文字、色彩、线条搭配得当			
	口头表述清晰、逻辑鲜明			
	思维导图设计或口头表达有创新点			
自我总结				

延展阅读

空椅子技术的真实案例

45 岁的玛利亚在工作中表现相当成功，但她却感到不满意、孤寂，并时时感觉自己被社交活动排挤在外，使她退缩在自己充满书籍和独自漫步的世界里。她用"室友"来形容与丈夫东尼的关系，这种关系只能稍稍减缓孤寂世界的消沉。

在咨询过程中，治疗师发现问题的缘由来自早年20多岁时的一次经历：当时她经历过流产，后来又意外怀孕，之后因为某种原因不得不终止第二次怀孕，因为她说她和东尼"还没有准备好要当父母"。当问及是否知道孩子的性别时，咨询师看到她眼中闪着泪光说是个小女生，见到她十分明显地对孩子投入了感情，咨询师又轻声问她是否为孩子取了名字。她低声说奥莉薇亚。这是20多年来第一次叫出女儿的名字。

此时咨询师感觉到，玛利亚所经历的抑郁有了被理解的机会，是当时的决定让她没有了孩子，悲伤之中掺杂着一些遗憾和罪咎，对于这个她和东尼选择不要让她来到世间进入他们家庭的孩子，她有很多话要说。

咨询师疑惑地问："这是不是症结所在？"只见她缓慢而哀伤地点着头，于是咨询师就采用了空椅子技术，让她来一场从来没有发生过的对话。

咨询师拿了条毛毯，将其横跨放在其中一张椅子的扶手上，然后把它卷起来好像一个小小的襁褓包，非常小心谨慎地放在玛利亚对面空椅的椅垫上，代表着奥莉薇亚。

咨询师问："你现在可能会对她说什么？如果她现在能够听见并了解当时她无法理解的事？"

玛利亚静默了一会，低头说觉得自己就像那个孩子，无助、毫无准备。然后又沉默了几秒，她举起右手摸着喉咙说："我对这件事觉得非常受限，我那时对于扮演父母的角色太过理想化，所以很怕要担负责任。让东尼做决定，我是比较轻松，那我只要跟着他的决定就好，所以这件事，我就是一辈子摆脱不了。"

咨询师向她提示较深入的说法："我这一辈子摆脱不了这个决定，但我宁愿是你。"

玛利亚这时大哭起来，调整了一下内容，然后向奥莉薇亚说："我得要跟着这个决定一辈子，我宁愿是跟你一辈子。"

咨询师持续地请她跟女儿说她想要给她什么？此过程持续了20分钟左右。

咨询师让玛利亚进行空椅子体验后，引导她进行深度自我剖析，并同时面对这些失落所带来的悲伤，且为人际关系中的亲密度"找到出口"，尤其是她的婚姻。

空椅子技术可让案主跟自己或逝者，进行具有疗愈性的对谈，重新商榷与逝者的关系，从悲伤中走出来。

（资料来源：罗伯特·内米歇尔，2015. 悲伤治疗的技术：创新的悲伤辅导实务[M]. 章惠安，译. 台北：心理出版社股份有限公司. 节选，有改动。）

 项目总结

本项目重点介绍了5种老年人辅助疗法。在老年人的服务中采用影像发声法的核心内容是鼓励参与者运用手中的手机或照相机，真实记录和呈现他们的日常生活，并通过分享与讨论，让参与的老年人"一起经历生命中的精彩"，活出积极人生。阅读疗法在西方已有几百年的历史。通过阅读疗法，可以帮助老年人从被压抑的情感和体验中解脱出来，开通情绪和冲动表达的渠道、获得领悟。怀旧疗法通过对过去事件、情感与想法的回顾，帮助患者增加幸福指数，提高患者的生活质量与对现有环境的适应能力。宠物疗法中动物的单纯可爱，可以温暖地疗愈人心的孤独与苦闷，甚至对于疾病的复健也能达到显著的功效。悲伤疗法的目标是针对那些悲伤反应过长、延迟、过度的人，来辨认与解决阻碍完成哀悼的分离冲突。

参 考 文 献

蔡一剑, 2018. 观察中医五行音乐治疗混合性焦虑抑郁障碍的效果[J]. 世界最新医学信息文摘, 18 (70): 137, 140.

陈灿锐, 高艳红, 郑琛, 2013. 曼陀罗绘画心理治疗的理论及应用[J]. 医学与哲学 (A), 34 (10): 19-23.

陈静, 李淑杏, 陈长香, 等, 2019. 综合穴位按摩对改善 COPD 病人认知功能和生活质量的效果研究[J]. 护理研究, 33 (4): 660-662.

冯方方, 2020. 中医五行音乐联合耳穴压豆疗法对骨科术后患者睡眠障碍的影响[J]. 中国中医药科技, 27 (2): 293-294.

冯辉, 高婧, 袁群, 等, 2010. 团体回忆治疗对社区老年人抑郁症状的干预效果分析[J]. 中国全科医学, 13 (4): 422-424.

冯淑娟, 艾亚婷, 2013. 中医五行音乐之宫调对失眠患者的影响[J]. 湖北中医, 35 (7): 30-31.

付文娟, 张丽芳, 2013. 即兴演奏式音乐治疗对康复期精神分裂症患者社会功能缺损的康复效应[J]. 四川精神卫生, 26 (3): 215-218.

高婧, 冯辉, 袁群, 等, 2011. 怀旧团体心理干预对社区老年人抑郁症状和生活满意度的影响[J]. 中国老年学杂志, 31 (3): 386-388.

宫梅玲, 丛中, 2009. 阅读治疗抑郁障碍典型案例剖析[J]. 精神医学杂志, 22 (5): 395-397.

何显明, 林锦利, 吴婉仪, 等, 2016. 花草柔韧·疗愈力[D]. 香港: 基督教香港信义会社会服务部.

侯建成, 刘昌, 2008. 国外有关音乐活动的脑机制的研究概述: 兼及"莫扎特效应"[J]. 中央音乐学院学报 (1): 110-118.

胡冰霜, 2011. 荣格的曼陀罗绘画对自性的追寻[J]. 成都纺织高等专科学校学报 (1): 1-3.

景泉凯, 苏靖, 陈天帏, 等, 2014. 五行音乐配合针刺干预抑郁模型 SD 大鼠行为学影响的研究[J]. 首都医药, 21 (12): 82-84.

寇香君, 麦劲恒, 范向阳, 2013. 音乐治疗内涵与作用机制研究综述[J]. 长江大学学报 (社科版), 36 (2): 183-184.

雷巍娥, 2016. 森林康养概论[M]. 北京: 中国林业出版社.

李健, 杨秀真, 2000. 阅读疗法研究进展[J]. 中国行为医学科学, 9 (3): 237-238.

李力, 周晓玲, 税典奎, 2013. 五音疗法结合柴胡疏肝散治疗功能性消化不良疗效观察[J]. 湖北中医, 35 (6): 38-39.

李梅, 2015. 森林生态功能与人类健康[C]. 四川首届森林康养年会资料汇编, 46-51.

林一真, 2016. 森林益康: 森林疗愈的神奇力量[M]. 台北: 心灵工坊文化事业股份有限公司.

凌珊, 华微娜, 1995. 阅读治疗简介[J]. 临床精神病学杂志 (5): 42-43.

刘倩, 肖艳平, 郭庆, 2012. 日光浴联合五音疗法治疗脾胃虚寒型功能性消化不良效果观察[J]. 护理学, 27 (15): 35-36.

刘霞, 陆金雯, 2018. 曼陀罗绘画疗法对脑卒中后抑郁状态的影响[J]. 中西医结合护理 (中英文) (5): 116-118.

刘中华, 2014. 老龄化背景下公共图书馆绘画艺术治疗心理干预模式探索[J]. 图书馆理论与实践 (2): 26-27.

南海龙, 2016. 森林疗养漫谈[M]. 北京: 中国林业出版社.

郄光发, 房城, 王成, 等, 2011. 森林保健生理与心理研究进展[J]. 世界林业研究, 24 (3): 37-41.

上原严, 2007. 森林疗养手册[M]. 东京: 全国林业改良普及协会.

上原严, 2013. 进入森林疗法的世界: 疗愈之森[M]. 台北: 张老师文化事业股份有限公司.

沈靖, 2003. 音乐治疗及其相关心理学研究述评[J]. 心理科学 (1): 176-177.

史蕾, 王惠珍, 高钰琳, 等, 2012. 回忆治疗对养老机构中抑郁老人生活质量的影响[J]. 中国实用护理杂志, 28 (35): 25.

王波, 1998. 图书疗法在中国[J]. 中国图书馆学报 (2): 79-86.

王国付, 2015. 森林浴的医学实验[J]. 森林与人类 (9): 182-183.

王影, 2010. 中医五行音乐疗法辨证治疗失眠症的临床研究[D]. 长春: 长春中医药大学.

魏源, 2005. 绘画是人们最适宜的心灵表达方式: 绘画在心理治疗中的应用及其作用机理[J]. 医学与哲学 (3): 59-60.

魏中华, 李会, 李亚红, 等, 2012. 阅读疗法对抑郁症患者生活质量的影响[J]. 护理学杂志, 27 (3): 66-68.

夏镇夷, 1982. 中国医学百科全书精神病学[M]. 上海: 科学技术出版社.

谢雪宇, 2014. 基于空气负氧离子资源的森林公园保健养生项目规划研究[D]. 长沙: 中南林业科技大学.

胥玲, 2015. 对森林医学认识的探究[J]. 北京农业 (22): 126.

薛飞, 张绍刚, 2009. 拼贴画疗法在灾后老年人心理危机干预中的应用[J]. 现代中小学教育 (8): 53-55.

薛静, 张丽燕, 杨琪, 2017. 音乐治疗缓解癌症患者化疗后恶心呕吐改善生活质量的研究[J]. 护理学报, 24 (1): 70-72.

薛群慧, 包亚芳, 2010. 心理疏导型森林休闲旅游产品的创意设计[J]. 浙江农林大学学报, 27 (1): 121-125.

荀静平, 李玉秀, 严晓岚, 等, 2020. 辨证聆听中医五行音乐治疗小儿脑瘫睡眠障碍 42 例临床观察[J]. 中医儿科, 16 (1): 61-65.

杨东, 蒋茜, 2007. 艺术疗法[M]. 重庆: 重庆出版社.

杨帆，2010．儿童创伤后压力反应及其拼贴画治疗[J]．中小学心理健康教育（14）：14-16．

于姚，赵钟辉，李阳，等，2020．五行音乐对抑郁症患者干预效果的 Meta 分析[J]．辽宁中医，47（12）：27-31．

袁群，屈群芳，何清湖，2021．五行音乐联合八段锦对女性养老护理员职业倦怠及抑郁情绪的干预效果研究[J]．湖南中医药大学学报，41（2）：303-306．

曾署才，苏志尧，陈北光，2006．我国森林空气负氧离子研究进展[J]．南京林业大学学报（自然科学版），30（5）：107-111．

张鸿懿，1999．音乐疗法（一）[J]．中国自然医学杂志（1）：51-52．

张鸿懿，2000．音乐治疗学基础[M]．北京：中国电子音像出版社．

张华建，肖红，吁佳，等，2020．五行音乐宫调配合穴位按摩在胃癌晚期病人安宁疗护中的应用[J]．护理研究，34（24）：4379-4383．

张雅琴，2005．疗心妙法：图书疗法[J]．图书馆研究与工作（1）：43-45．

赵佳，黄新瑞，2018．针刺结合音乐疗法治疗小儿脑性瘫痪的临床研究[J]．内蒙古医学，50（12）：1456-1457．

郑华，李文彬，金幼菊，等，2007．植物气味物质及其对人体作用的研究概况[J]．北方园艺（6）：76-78．

周丽，2006．关于"绘画心理疗法"独特作用的综述[J]．江苏社会科学（S1）：61-63．

周玉丽，任士福，2008．谈森林环境对人类健康的影响[C]．环境与健康：河北省环境科学学会环境与健康论坛暨 2008 年学术年会论文集：281-284．

朱冰芝，2017．成人涂色书出版探究[D]．长沙：湖南师范大学．

R. 伯杰，M. 拉哈德，2017．危机后儿童心理创伤的森林疗育[M]．周彩贤，等译．北京：科学出版社．

附　　录

生活质量评价量表 SF-36（short form 36 questionnaire，SF-36）、健康调查简表（the MOS item short form health survey，SF-36），是在 1988 年医疗结果研究量表（medical outcomes study short form，MOS SF）的基础上，由美国波士顿健康研究发展而来。1991 年，浙江大学医学院社会医学教研室翻译了中文版的 SF-36。生活质量评价量表如附表 1 所示。

附表 1　生活质量评价量表

姓名：　　　　性别：　　　年龄：　　　文化程度：　　　　电话：

家庭住址：

评测内容

请阅读每一个问题，根据您的感觉，选择最适合您情况的答案

1.（G1）您怎样评价您的生活质量？

1=很差　　2=差　　3=不好也不差　　4=好　　5=很好

2.（G4）您对自己的健康状况满意吗？

1=很不满意　　2=不满意　　3=既非满意也非不满意　　4=满意　　5=很满意

下面的问题是关于最近两个星期您经历某些事情的感觉

3.（F1.4）您觉得疼痛妨碍您去做自己需要做的事情吗？

1=根本不妨碍　　2=很少妨碍　　3=一般妨碍　　4=比较妨碍　　5=极妨碍

4.（F11.3）您需要依靠医疗的帮助进行日常生活吗？

1=根本不需要　　2=很少需要　　3=一般需要　　4=比较需要　　5=极需要

5.（F4.1）您觉得生活有乐趣吗？

1=根本没乐趣　　2=很少有乐趣　　3=一般有乐趣　　4=比较有乐趣　　5=极有乐趣

6.（F24.2）您觉得自己的生活有意义吗？

1=根本没意义　　2=很少有意义　　3=一般有意义　　4=比较有意义　　5=极有意义

7.（F5.3）您能集中注意力吗？

1=根本不能　　2=很少能　　3=一般能　　4=比较能　　5=极能

8.（F16.1）日常生活中您觉得安全吗？

1=根本不安全　　2=很少安全　　3=一般安全　　4=比较安全　　5=极安全

9.（F22.1）您的生活环境对健康好吗？

1=根本不好　　2=很少好　　3=一般好　　4=比较好　　5=极好

下面的问题是关于最近两个星期您做某些事情的能力

10.（F2.1）您有充沛的精力去应付日常生活吗？

1=根本没精力　　2=很少有精力　　3=一般　　4=多数有精力　　5=完全有精力

11.（F7.1）您认为自己的外形过得去吗？

1=根本过不去　　2=很少过得去　　3=一般　　4=多数过得去　　5=完全过得去

12.（F18.1）您的钱够用吗？

1=根本不够用　　2=很少够用　　3=一般　　4=多数够用　　5=完全够用

13.（F20.1）在日常生活中您需要的信息都齐备吗？

1=根本不齐备　　2=很少齐备　　3=一般　　4=多数齐备　　5=完全齐备

14.（F21.1）您有机会进行休闲活动吗？

1=根本没机会　　2=很少有机会　　3=一般　　4=多数有机会　　5=完全有机会

15.（F9.1）您行动的能力如何？

1=很差　　2=差　　3=不好也不差　　4=好　　5=很好

下面的问题是关于最近两个星期您对自己日常生活各个方面的满意程度

16.（F3.3）您对自己的睡眠情况满意吗？

1=很不满意　　2=不满意　　3=既非满意也非不满意　　4=满意　　5=很满意

17.（F10.3）您对自己做日常生活事情的能力满意吗？

1=很不满意　　2=不满意　　3=既非满意也非不满意　　4=满意　　5=很满意

18.（F12.4）您对自己的工作能力满意吗？

1=很不满意　　2=不满意　　3=既非满意也非不满意　　4=满意　　5=很满意

19.（F6.3）您对自己满意吗？

1=很不满意　　2=不满意　　3=既非满意也非不满意　　4=满意　　5=很满意

20.（F13.3）您对自己的人际关系满意吗？

1=很不满意　　2=不满意　　3=既非满意也非不满意　　4=满意　　5=很满意

21.（F15.3）您对自己的性生活满意吗？

1=很不满意　　2=不满意　　3=既非满意也非不满意　　4=满意　　5=很满意

22.（F14.4）您对自己从朋友那里得到的支持满意吗？

1=很不满意　　2=不满意　　3=既非满意也非不满意　　4=满意　　5=很满意

23.（F17.3）您对自己居住地的条件满意吗？

1=很不满意　　2=不满意　　3=既非满意也非不满意　　4=满意　　5=很满意

24.（F19.3）您对得到卫生保健服务的方便程度满意吗？

1=很不满意　　2=不满意　　3=既非满意也非不满意　　4=满意　　5=很满意

25.（F23.3）您对自己的交通情况满意吗？

1=很不满意　　2=不满意　　3=既非满意也非不满意　　4=满意　　5=很满意

下面的问题是关于最近两个星期以来您经历某些事情的频繁程度

26.（F8.1）您有消极感受吗？（如情绪低落、绝望、焦虑、忧郁）

1=没有　　2=偶尔有　　3=时有时无　　4=经常有　　5=总是有

此外，还有三个问题

27.家庭摩擦影响您的生活吗？

1=根本不　　2=很少　　3=一般　　4=比较大　　5=极大

28.您的食欲怎样？

1=很差　　2=差　　3=不好也不差　　4=好　　5=很好

29.如果让您综合以上各方面（生理健康、心理健康、社会关系和周围环境等方面）给自己的生存质量打一个总分，您打多少分？（满分为100分）

您是在别人的帮助下填完这份调查表的吗？　　　　　　　是　　　否

您花了多少时间来填完这份调查表？　　　　　　　（　　　　）分钟

评价员签名：

初步诊断：

　　　简易智力状态检查量表如附表2所示。

附表2　简易智力状态检查量表

姓名＿＿＿＿＿＿＿＿性别＿＿＿＿年龄＿＿＿＿文化程度＿＿＿＿＿＿＿＿电话＿＿＿＿＿＿＿＿＿＿＿＿

家庭住址＿＿＿＿＿＿＿＿＿＿＿＿＿＿＿＿＿初步诊断＿＿＿＿＿＿＿＿＿＿＿＿＿＿＿＿＿

定向力	分数	最高分
1. 现在是：　星期几？　几号？　几月？　什么季节？　哪一年？	（　　）	5
2. 我们现在在哪里：省？　市？　医院？　科室？　第几层楼？	（　　）	5

续表

记忆力 3. 现在我要说 3 样东西的名称，在我讲完后，请您重复一遍。请您记住这 3 样东西，因为几分钟后要再问您。（请仔细说清楚，每一样东西 1 秒钟） 皮球、国旗、树木 请您把 3 样东西说一遍（以第一次答案记分）	（　）	3
注意力和计算力 4. 请您算一算 100 减去 7，然后从所得数目再减去 7，如此一直计算下去，请您将每减一个 7 后的答案告诉我，直到我说"停止"为止。（若错了，但下一个答案是对的，那么只记一次错误） 93　　　86　　　79　　　72　　　65	（　）	5
回忆能力 5. 现在请您说出刚才我让您记住的那 3 样东西？　　皮球、国旗、树木	（　）	3
语言能力 6. 命名能力 （出示手表）这个东西叫什么？ （出示钢笔）这个东西叫什么？ 7. 复述能力 现在我要说一句话，请您跟着我清楚地重复一遍。 "四十四只石狮子" 8. 阅读能力 请您念一念这句话，并且按它的意思去做。 "闭上您的眼睛" 9. 三步命令 10. 我给您一张纸，请您按我说的去做，现在开始："用右手拿着这张纸，用两只手将它对折起来，放在您的大腿上。"（不要重复说明，也不要示范） 11. 书写能力 您写一句完整的句子。（句子必须有主语、谓语、宾语） 记下所叙述句子的全文。 12. 结构能力 两个五边形的图案，交叉处有一个四边形，请您在同一张纸上照样画出来。	（　） （　） （　） （　） （　） （　） （　）	1 1 1 3 1 1 1

总分　（　　　）

临床印象：

测定时间：　　　　　　　　　　　　　　　　　　　评定人签名：

判定标准如下。

1）认知功能障碍：最高得分为 30 分，分数在 27～30 分为正常，分数＜27 分为认知功能障碍。

2）认知功能障碍划分标准：文盲≤17 分，小学程度≤20 分，中学程度（包括中专）≤22 分，大学程度（包括大专）≤23 分。

3）认知功能障碍严重程度分级：轻度≥21 分，中度为 10～20 分，重度≤9 分。